临床内分泌研究

编著 于新涛

吉林科学技术出版社

图书在版编目（CIP）数据

临床内分泌研究 / 于新涛编著. -- 长春：吉林科学技术出版社，2022.6
ISBN 978-7-5578-9519-8

Ⅰ. ①临… Ⅱ. ①于… Ⅲ. ①内分泌学－研究 Ⅳ. ①R58

中国版本图书馆 CIP 数据核字(2022)第 112470 号

临床内分泌研究

编　　著	于新涛
出 版 人	宛　霞
责任编辑	赵　兵
封面设计	猎英图书
制　　版	猎英图书
幅面尺寸	185mm×260mm
开　　本	16
字　　数	170 千字
印　　张	6.875
印　　数	1-1500 册
版　　次	2022年6月第1版
印　　次	2022年6月第1次印刷

出　　版	吉林科学技术出版社
发　　行	吉林科学技术出版社
地　　址	长春市南关区福祉大路5788号出版大厦A座
邮　　编	130118

发行部电话/传真　0431-81629529　81629530　81629531
　　　　　　　　　　81629532　81629533　81629534
储运部电话　0431-86059116
编辑部电话　0431-81629510
印　　刷　廊坊市印艺阁数字科技有限公司

书　　号	ISBN 978-7-5578-9519-8
定　　价	38.00 元

版权所有　翻印必究　举报电话：0431—81629508

前 言

　　内分泌疾病常累及全身多个器官和系统,临床表现复杂多样,病因错综复杂。正确的诊断和治疗更是难上加难,甚至导致误诊、误治。为提高疾病的诊断能力,规范常见疾病的诊疗技术,以及了解少见疾病的主要特征,特编写此书。本书进行抽丝剥茧地分析,能够切实学习和掌握内分泌疾病的诊治思路,培养临床思维能力,在思维的风暴中不断提升疾病诊疗水平,力求疾病的诊断更接近于客观实际,治疗的效果更臻于理想。

目 录

第一章　甲状腺疾病 ··· 1
　第一节　甲状腺功能的评估 ·· 1
　第二节　甲状腺及甲状旁腺的实验室检查 ·· 6
　第三节　甲状腺炎 ··· 11
　第四节　甲状腺功能减退症和甲状腺功能亢进症 ··· 17
　第五节　甲状腺肿瘤 ··· 27
　第六节　新生儿甲状腺疾病及筛查 ·· 31

第二章　糖尿病 ·· 45
　第一节　1型糖尿病的病因、发病机制及治疗 ··· 45
　第二节　1型糖尿病的诊断和治疗 ··· 51
　第三节　糖尿病酮症酸中毒 ·· 63
　第四节　儿童2型糖尿病、肥胖、血脂代谢异常和代谢综合征 ······················ 74
　第五节　2型糖尿病 ·· 87
　第六节　1.5型或3型糖尿病 ·· 99

参考文献 ·· 103

第一章 甲状腺疾病

第一节 甲状腺功能的评估

一、甲状腺激素分泌和代谢

1. 下丘脑-垂体-甲状腺轴

甲状腺激素：甲状腺素（T4）和三碘甲状腺原氨酸（T3）是在垂体促甲状腺素（甲状腺刺激激素，TSH）的刺激下分泌。TSH 分泌的调控是双向调节机制。

（1）促甲状腺激素释放激素（TRH），下丘脑分泌的多肽激素，通过垂体柄正中隆起静脉血管丛到达腺垂体，刺激 TSH 的合成和分泌。

（2）甲状腺激素，T3 和 T4 直接抑制垂体 TSH 分泌，T4 比 T3 有更强的抑制作用，在促甲状腺激素细胞中通过细胞内转换为 T3 发挥作用。甲状腺激素同样对下丘脑产生很小的负反馈作用。

2. 甲状腺结合蛋白和游离甲状腺激素

甲状腺激素在循环中以游离或结合的形式存在，游离激素尽管数量很小，大约占整个循环中总 T4 的 0.03%、总 T3 的 0.3%，是甲状腺激素代谢的活性成分。大部分激素与甲状腺结合蛋白结合，这些蛋白中比较重要的是甲状腺结合球蛋白（TBG），结合了 75% 的甲状腺激素，其余的结合蛋白是甲状腺结合前清蛋白（TBPA，也称为转甲状腺素蛋白）和清蛋白，分别与 15% 和 10% 的 T4 结合。T3 不与 TBPA 或清蛋白结合。

（1）甲状腺结合蛋白浓度的改变，特别是 TBG 的改变，使得 T4 和 T3 的浓度也发生改变。当 TBG 增加会使甲状腺激素水平增高，当 TBG 缺乏会使总 T4 和 T3 的浓度降低，但游离甲状腺激素的水平不会改变，因此不管 TBG 浓度的改变与否，游离激素的水平可以准确反映甲状腺代谢状态。

（2）不论是 TBPA 改变，还是清蛋白的浓度改变，均很少有效改变血清 T4 的水平，因为这些蛋白与 T4 的亲和力非常低。然而，有一种家族性甲状腺功能正常的高 T4 血症，主要是由于血清白蛋白与 T4（而非 T3）的异常结合。在这种疾病中游离 T4（FT4）仍保持正常。同样，还有一种罕见的疾病即血清中结合前清蛋白（TBPA）水平明显增高，血清总 T4 升高而 FT4 正常.

3. 甲状腺激素的外周代谢

（1）甲状腺是循环 T4 的唯一来源。而 80% 的循环 T3 是源于外周组织（主要是肝和肾）T4 脱碘后转化为 T3。因此，只有 20% 的 T3 由甲状腺组织分泌。甲状腺组织每天分泌 80～90μg T4，平均每天分泌 20～30μg T3。

（2）如果 T4 向 T3 转换的途径受损，则另一条脱碘的通路开始启动，生成 T3 的立体异构体（RT3）。RT3 并无已知的组织生物学效应和对垂体的负反馈作用。每天机体生成 30μg 的 RT3，大部分由 T4 转换生成。

二、甲状腺功能测定

1. 体外测定

（1）血清 T4（参考范围 5～12μg/dL）：血清 T4 检测是采用免疫化学发光法（ICMA），常用来反映甲状腺功能状态。然而甲状腺结合蛋白浓度的改变继发于雌激素治疗和妊娠，可改变 T4 的浓度却不能改变甲状腺代谢状态。其他因素可改变总 T4 的浓度但不改变代谢状态，包括非甲状腺疾病、外周甲状腺激素抵抗、对 T4 产生内源性抗体和某些药物。因此，在某些情况下血清 T4 不能准确反应个体的代谢状态。非甲状腺系统性疾病可能与异常的总 T4 水平相关，严重的疾病中 25% 伴 T4 水平下降，2% 患者 T4 水平轻度升高。

（2）游离 T4（FT4）（参考范围 0.8～2.0ng/mL）：血清 FT4 更能准确反映代谢状态，不受改变的血清蛋白或非甲状腺疾病影响。测定 FT4 的"金标准"是平衡透析，可分开 FT4 和血清蛋白结合的 T4；然而，透析方法是与时间相关且相对昂贵的，所以临床应用受到限制。现在更多商业 FT4 测定方法不是透析，而是免疫测定（ICMA），测定结果可能受结合蛋白影响。为了克服这些局限性，FT4 可以通过计算被精确估计。用血清总 T4 乘以间接测定的 TBG 总量即可计算出。直接的 TBG 方法有几种，包括 T3 摄取试验、甲状腺摄取试验和甲状腺摄取比。无论哪种方法，FT4 的估计值一般与 FT4 相关。很多实验室现在放弃做 T3 摄取试验，所以临床医生需要依靠 FT4 测定而不是 FT4I 的计算值。

（3）血清 T3（参考范围 80～180ng/dL）：T3 可用 ICMA 方法测定，因为其同样与 TBG 结合，同 T4 一样，当结合蛋白改变时会发生改变。因此，游离 T3 指数（FT3I）可用同样用于计算 FT4 指数的方法获得。因为循环 T3 主要来源于 T4，影响 T4 代谢的因素同样也影响 T3 水平。游离 T3 测定可用放射免疫方法（RIA），也可用透析法。临床上更多见非甲状腺疾病与低 T3 相关。

（4）血清 TSH（参考范围 0.3～3.0mU/L）：检测 TSH 方法的进步使得轻微的甲状腺功能异常也可以检测到。现有的大多数商业试剂盒灵敏度可达 0.01mU/L，能使临床医生监测到甲状腺功能亢进的最轻微改变。TSH 经典的测定方法是 ICMA。尽管 TSH 测定具有高度灵敏性和可重复性，但 TSH 测定也有局限性，特别是住院患者。

2. 体内试验

（1）放射性碘摄取试验（RAIU）：RAIU 试验是口服 ^{123}I 后测定服用后 4～24 小时放射性核素的摄取百分比。该试验主要用于鉴别甲状腺功能亢进高或低摄取碘的类型，主要用于但没有充足证据诊断 Graves 病甲状腺功能亢进的患者。RAIU 试验的 24 小时摄碘率正常值为 8%～25%。

（2）TRH 试验：这个试验传统上是用于评定垂体 TSH 储备功能及 TSH 抑制的程度。由于已广泛应用了灵敏度高的 TSH 测定方法，尽管在一些国家偶尔用到这种方法，特别是拉丁美洲，但在美国已经很少采用。

（3）T3 抑制试验：这个试验同样是个传统试验，用于检测甲状腺自身功能。由于更精确的生物化学试验和甲状腺影像技术的广泛应用，这个陈旧的方法已被放弃使用。

3. 其他血清学检测

许多关于甲状腺自身免疫的检测，如抗甲状腺球蛋白抗体和抗微粒体抗体、抗 T4 和 T3 的抗体和甲状腺刺激和阻断抗体的检测。

三、可疑甲状腺功能异常的评估

1. 甲状腺功能减退症

（1）原发性甲状腺功能减退症：实验室诊断原发性甲状腺功能低下是根据低 T4（或游离 T4）和 TSH 升高。TSH 的测定在原发性甲状腺功能减退症的诊断中最为灵敏。轻度的甲状腺功能低下患者的 T4 水平可能在正常值范围内，而 TSH 已经升高，称为亚临床甲状腺功能减退症。

（2）继发性甲状腺功能减退症：低 T4 和正常或低 TSH 提示继发性（垂体性）或三发性（下丘脑性）甲状腺功能减退症。这种患者必须进一步评估可疑的垂体或下丘脑疾病。由非甲状腺疾病引起的低 T4 和正常或低 TSH 血症应与继发性或三发性甲状腺功能减退症进行鉴别。

（3）血清 T3：血清 T3 在评估可疑甲状腺功能减退中无多大作用，因为超出 1/3 的甲状腺功能减退患者中血清 T3 正常。因此，这个试验不被推荐用于甲状腺功能减退患者。

2. 甲状腺功能亢进症

（1）血清 TSH 很重要。部分原因是甲状腺功能亢进症中的罕见类型，包括垂体 TSH 瘤和中枢性甲状腺激素抵抗，与不适当的正常或轻度 TSH 浓度升高相关。

（2）血清 T4（或 FT4）在所有的甲状腺功能亢进症中均升高，"T3 甲状腺功能亢进"除外，在 T3 甲状腺功能亢进中 T3 水平升高，血清 T4 水平可能正常。

（3）实际所有甲状腺功能亢进症的患者血清 T3 水平均升高，患有 Graves 病的患者与其他类型的甲状腺功能亢进症的患者相比其血清 T3 异常升高。诊断甲状腺功能亢进症 T3 水平不是必需的，然而 T3 的测定有助于以下情形：①患者具有甲状腺功能亢进症的症状，TSH 水平被抑制，FT4 水平正常或正常值的高限。这些患者包括正在治疗的毒性 Graves 病或一些自主高功能的甲状腺腺瘤；②正常 TSH 水平的甲状腺功能亢进症的患者，这些患者对甲状腺激素外周抵抗或结合转运蛋白的遗传缺陷。

3. TSH 测定的缺陷

需要强调的是在健康、非强制的个体中检测血清 TSH 结果最可靠，但在很多种情况下血清 TSH 并不能准确反映甲状腺代谢状态。

（1）非甲状腺疾病（正常甲状腺病态综合征）。在严重疾病的住院患者中血清 TSH 可以减低甚至被抑制。在疾病恢复过程中，TSH 可逐渐升高，尽管大多不超过 10mU/L。尽管疾病过程中 TSH 发生改变，FT4 水平保持正常，患者呈正常甲状腺功能状态。但遗憾的是，商业化和医院实验室不能常规使用透析方法测定 FT4，因此 FT4 的测定同样可能受到疾病或结合蛋白显著改变的影响。

（2）改变甲状腺状态。甲状腺状态必须保持稳定才允许可靠的血清 TSH 的干预。尽管 TSH 水平的抑制提示未治疗的甲状腺毒症患者，一些正在应用抗甲状腺药物治疗或正在行放射性碘治疗的甲状腺功能亢进者，血清 T4 和 T3 水平达到正常水平后几个月内 TSH 水平仍显示为抑制，这反映出下丘脑-垂体-甲状腺轴的延长抑制作用。

甲状腺功能减退患者开始甲状腺激素替代治疗的近期同样会出现血清 TSH 和血清 T4 水平不协调，因为甲状腺激素治疗开始后出现 TSH 水平下降的滞后。治疗 1 个月后出现正常的血清 T4 和升高的 TSH 水平或表明不一定需要调整 L-T4 替代治疗，建议每 6~8 周调整剂量，除非临床症状提示需更频繁调整。

不同的L-T4治疗方案同样可出现令人误解的结果。需立即开始治疗的患者，或坚持服用几周而不是去诊所看病的患者，可出现相应的正常血清T4和升高的TSH水平。

（3）中枢性甲状腺功能减退。如前所述，甲状腺功能减退是由于下丘脑或垂体疾病，表现为低血清T4水平和正常的TSH水平，因此通过血清TSH筛查这些人群是否有甲状腺功能减退，结果可能会出现假阴性。幸运的是更多的中枢性甲状腺功能减退的患者表现为激素缺乏或占位效应的症状（如视觉异常），因此可降低漏诊的可能性。

（4）与不适当TSH分泌相关的甲状腺功能亢进症。

分泌TSH的垂体瘤：伴有分泌TSH瘤的甲状腺功能亢进者血清TSH水平升高或不适当的正常。这种损害少见，大约仅占所有垂体肿瘤的0.5%，而且是典型的大腺瘤。

甲状腺激素的中枢性抵抗：这种少见的遗传性疾病表现为血清T4和T3水平升高，不适当的正常或轻微升高的TSH水平。对伴有分泌TSH瘤的甲状腺功能亢进者，意识到这种疾病可避免对甲状腺功能亢进的不适当治疗。

4. 血清TSH的其他用处

除筛查甲状腺功能缺陷之外，血清TSH的测定可以用于：①评估甲状腺功能减退患者甲状腺激素替代治疗是否足够；②评估不同的甲状腺癌患者激素抑制治疗是否足够；③评估甲状腺结节性肿患者TSH抑制治疗。需要提及的是，目前已很少采用L-T4来治疗甲状腺肿或良性肿瘤。

四、影响甲状腺功能的药物

许多药物均能显著影响甲状腺功能，如：①改变TSH分泌的中枢调节；②改变甲状腺激素合成或释放；③影响甲状腺结合蛋白的浓度和蛋白与甲状腺激素的亲和力；④改变外周的甲状腺激素的代谢或细胞摄取甲状腺激素；⑤损害胃肠对治疗激素的吸收。

（一）影响TSH分泌的中枢调节的药物

（1）多巴胺：常用于ICU的急救药物，抑制中枢分泌TSH，因此在接受多巴胺治疗的患者中的低TSH水平并不可靠，但多巴胺导致的TSH抑制的程度不足以导致中枢性甲状腺功能减退。

（2）糖皮质激素：当给予药理剂量糖皮质激素抑制TSH分泌，频繁接受激素治疗的住院患者会出现低的TSH水平。与多巴胺相同，接受糖皮质激素治疗的患者不会因为TSH抑制而出现甲状腺功能减退症。

（3）奥曲肽：是一种合成的生长抑素的类似物，用于肢端肥大症的治疗，可以降低TSH水平但不会引起甲状腺功能减退，因为其对TSH分泌的作用非常小。

（4）贝沙罗丁：一种类维生素Ax-受体配体，目前被批准用于治疗皮肤T细胞淋巴瘤，通过抑制TSH产生影响甲状腺功能，导致继发性甲状腺功能减退症。

（二）影响甲状腺激素合成和分泌的药物

1. 降低甲状腺功能

（1）碘剂：可通过抑制甲状腺激素释放引起甲状腺功能减退。继发于碘剂的甲状腺功能减退常发生于伴有基础甲状腺疾病的个体，特别是慢性自身免疫性甲状腺炎（桥本甲状腺炎）或治疗过的Graves病患者。常见含有大量的碘剂的感冒药物所导致的甲状腺激素抑制。

胺碘酮：抗心律失常药物，含有37%的碘，在美国应用该药物治疗的患者中有10%的患者出现原发性甲状腺功能减退，特别是那些患有慢性自身免疫性甲状腺炎的个体。

（2）碳酸锂：用于治疗躁狂抑郁症，可抑制甲状腺释放甲状腺激素，在15%～40%的患者中出现T4降低和TSH浓度增加，大多数患有自身免疫性甲状腺疾病。如果和碘剂联合应用，则作用更为显著。

（3）酮康唑：是已知用于抑制肾上腺类固醇激素合成的抗真菌药物，有报道称同样可引起甲状腺功能减退，可能是损害甲状腺激素合成所致。酮康唑的这种临床作用很小。

（4）细胞因子：特别是α-干扰素和白介素-2，可引起甲状腺功能减退，常出现于有慢性自身免疫性甲状腺炎患者。

（5）抗甲状腺药物（甲巯咪唑，丙硫氧嘧啶）：用于治疗甲状腺毒症，可减少甲状腺激素合成。

（6）索坦：一种酪氨酸激酶抑制药，用于治疗晚期肾癌和难治性胃肠间质瘤，可引起近40%的患者甲状腺功能减退。这种机制不完全清楚，但可能与某种甲状腺炎相关，因为有大量患者先出现TSH水平抑制，之后发展为甲状腺功能减退（伴有TSH水平升高）。

2. 增强甲状腺功能

（1）除抑制甲状腺功能外，碘剂同样能增加甲状腺功能。有自主功能性甲状腺组织的结节性甲状腺肿患者在外源性碘摄入和静脉内给药后常在2～3周出现甲状腺功能亢进症。

（2）胺碘酮同样可引起甲状腺功能亢进，可能是由于甲状腺肿的患者摄入了过多的碘或者在无甲状腺疾病史的患者中诱发了无痛性甲状腺炎所致。

（3）细胞因子产生典型的甲状腺炎反应从而导致甲状腺功能亢进。

（三）影响甲状腺结合蛋白的药物

1. 改变甲状腺结合蛋白浓度

（1）TBG浓度增加通常是由妊娠或含有雌激素的复方药物或由于其他药物引起。

（2）TBG浓度降低是由于雄激素引起，如达那唑（一种用于治疗子宫内膜异位症的药物）和L-（门）冬酰胺酶（抗癌药物）。

（3）TBG浓度改变的综合作用表现是当TBG增加时总T4和T3水平升高，或者当TBG浓度降低时总T4和T3水平降低。游离激素浓度仍维持不变，患者甲状腺功能正常。

2. 改变甲状腺结合蛋白亲和力

一些药物可抑制甲状腺激素与TBG的结合。临床上观察多发生于应用苯妥英钠的患者，这些患者会出现总T4水平下降，而TSH没有改变。芬氯酸和双水杨酯也可出现上述改变。

（四）影响甲状腺激素代谢的药物

（1）外周T4脱碘：大量药物均可抑制T4向T3脱碘，则T3生成减少。普萘洛尔、丙硫氧嘧啶和糖皮质激素主要通过肝和肾脱碘途径来发挥作用。碘酸盐、碘番酸和胺碘酮，除减少外周T4向T3转换外，同样抑制垂体内T4向T3转换，导致轻微的TSH分泌增加，继发引起血清T4和游离T4水平轻度升高。在服用大剂量普萘洛尔的患者中可观察到T4水平升高。

（2）影响细胞摄取甲状腺激素的物质：苯妥英钠可明显增加细胞对T4的摄取并进入组织，除上述作用外，还可通过肝细胞色素P450的活性加速T4代谢。因此，同时服用苯妥英钠的甲状腺功能减退患者需服用更大替代剂量的甲状腺激素。苯巴比妥、抗结核药物利福平均可加速T4代谢，服用这些药物的甲状腺功能减退患者同样需要增加 T4 替代治疗的剂量。

（五）影响甲状腺激素吸收的物质

降血脂药物如考来烯胺、考来替泊和大豆粉，在肠道中与 T4 和 T3 结合，抑制外源性甲状腺激素的吸收。抗炎药物硫糖铝、硫酸亚铁在服用甲状腺激素时有相同的作用。与左甲状腺素同时服用碳酸钙会轻微抑制甲状腺素的吸收。因此，服用甲状腺激素的患者，当服用其他药物时应间隔几个小时，以避免干扰甲状腺激素的吸收。

第二节 甲状腺及甲状旁腺的实验室检查

一、甲状腺疾病的实验室诊断

（一）三碘甲状腺原氨酸和游离三碘甲状腺原氨酸测定

T4 经脱碘后转变为 3，5，3'-三碘甲状腺原氨酸（T3）。T3 以两种形式存在：一种是与 TBG 结合，为结合型 T3；另一种呈游离状态，为游离型 T3（FT3），两型可互相转化。结合型与游离型之和为总 TT3。TT3 不能进入外周组织细胞，只有转化为 FT3 后才可进入细胞发挥其生理功能，故测定 FT3 比 TT3 测定意义更大。但是，生理情况下，主要以 T3 为主，FT3 含量甚少。TSH 刺激甲状腺分泌 T3，T3 反馈抑制 TSH 释放。

（1）参考值：T3 为 1.6~3.0nmol/L；FT3 为 6.0~11.4pmol/L。

（2）临床意义：①T3 和 FT3 是判定甲状腺功能的基本试验。甲亢时 T3 和 FT3 升高；甲减时 TT3 和 FT3 降低。FT3 对甲亢的诊断较为敏感，是诊断 T3 型甲亢特异的指标。②观察甲亢和甲减患者药物治疗的效果。③与 T4 同时测定可作为 T3 型及 T4 型甲亢鉴别的特异方法。T3 型甲亢 T3 升高，T4 正常；T4 型甲亢 T4 升高，T3 正常。④T3 中毒、缺碘甲状腺肿、TBG 增高患者，T3 增高；甲减、TBG 减少患者，T3 降低。⑤妊娠、雌激素、口服避孕药，能使 T3 升高；雄激素、肢端肥大症、肝硬化、肾病综合征及某些药物（水杨酸、保泰松等）能使 T3 降低。

（二）甲状腺素和游离甲状腺素测定

甲状腺素是一种含四碘的甲状腺原氨酸。故称 3，5，3'，5'-四碘甲状腺原氨酸（T4）。T4 以两种形式存在：一种是与蛋白质（甲状腺结合球蛋白，TBG）结合，为结合型甲状腺素（T4）；另一种是呈游离状态的甲状腺素，为游离型甲状腺素（FT4），两型可互相转化。结合型与游离型之和为血清总 T4（TT4）。T4 不能进入外周组织细胞，只有转变成 FT4 后才可进入细胞发挥其生理功能，故测定 FT4 比测定 TT4 意义更大。

（1）参考值：T4 为 65~155nmol/L；FT4 为 10.3~25.7pmol/L。

（2）临床意义：常与 T3 同时测定，其临床意义也基本相似。①增高见于甲状腺功能亢进症（甲亢）、先天性甲状腺结合球蛋白增多症、口服避孕药、雌激素、原发性胆汁性肝硬化等。②减低见于甲状腺功能减退症（甲减）、慢性淋巴性甲状腺炎、肾衰竭、先天性 TBG 减少症、糖尿病酮症酸中毒、恶性肿瘤、心力衰竭等。③观察甲亢和甲减患者治疗效果，T4/TBG 比值比 T4 更灵敏。

（三）反 T3 测定

人体内有少量 T4 经 5'脱碘酶作用生成 3，3'，5'-三碘甲状腺原氨酸（反 T3，γT3）。在生理情况下，γT3 在血中含量甚少，生物活性也很低；在病理情况下，T4 转为 T3 受阻而转为 γT3 的量增多。

（1）参考值：仅 T3 为 0.2～0.8nmol/L。

（2）临床意义：①甲状腺疾病。a.甲亢：γT3 升高，诊断符合率为 100%，且比 T3、T4 更灵敏；b.抗甲状腺药物治疗：γT3 下降较 T3 缓慢，当 γT3 及 T4 均低于正常值时，则表示药物过量；c.慢性淋巴细胞性甲状腺炎：γT3 降低常提示发生甲减。d.甲减：γT3 浓度降低，对轻型或亚临床型甲减患者的诊断准确性优于 T3、T4；e.甲减用甲状腺激素替代治疗：若 γT3、T3 正常，则提示用药量相当；若两者均升高而 T4 正常或偏高，则提示用药量过大。②非甲状腺疾病。a.急性心肌梗死、肝硬化、糖尿病、尿毒症、脑血管病变及胃癌等，γT3 也可升高，且 T3/γT3 比值降低；b.某些药物：如乙碘酮、普萘洛尔、地塞米松、丙硫氧嘧啶等，可致 γT3 升高。

（四）血清甲状腺结合球蛋白测定和 T3 摄取试验

血清甲状腺结合球蛋白（TBG）是一种由四个亚基构成的酸性糖蛋白，存在于血清中，它可特异地与 70%～75% 的 T3 和 T4 结合，起运输 T3、T4 至靶细胞的作用。在生理情况下，血清中 TBG 上与甲状腺素结合的位点只有一部分被占据，另一部分却未被占据。T3 摄取试验（T3RUR）是基于 TBG 上未被甲状腺素占据的结合位点与一种能结合甲状腺素的树脂之间竞争已知量的 ^{125}I-T3。当血清中 TBG 浓度异常时，树脂标记 T3 的摄取也异常。因此，T3RUR 较测定血清 TBG 的浓度更为合理和准确。

（1）参考值：血清 TBG 为 15～34mg/L；^{125}I-T3RUR 为 25%～35%。

（2）临床意义：①TBG。TBG 增高：见于遗传性 TBG 增多症、甲减症、病毒性肝炎及肝硬化、口服避孕药、雌激素治疗等；TBG 降低。见于遗传性 TBG 减少症、严重营养不良、甲亢及肾病综合征、大量应用糖皮质激素及雄激素等。②^{125}I-T3RUR 在甲亢时升高（>35%），甲减时减低（<25%）。TBG 升高引起 T3、T4 升高时，T3RUR 减低；非甲状腺疾病引起 TBG 减低时，T3RUR 升高。

（五）甲状腺球蛋白

甲状腺球蛋白（TG）由甲状腺滤泡上皮细胞合成的富含络氨酸的球蛋白，分泌于滤泡中，在水解酶的作用下，可将络氨酸从 TG 切下。T4 脱掉一个碘离子成为 T3，在 TSH 和血中甲状腺激素的反馈作用下，T4、T3 分泌入血，正常情况下，TG 基本属封闭性物质，在血中仅痕量。甲状腺受损伤则可游离入血，使 TG 升高。它既是甲状腺激素合成的场所，也是甲状腺激素储存的地方。

（1）参考值：血清 TG<10μg/L。

（2）临床意义：升高见于甲状腺癌、甲状腺炎、甲亢等。

（六）高灵敏度血清促甲状腺激素（sTSH）

（1）参考值：sTSH 为 0.5～5mU/L。

（2）临床意义：TSH 是垂体前叶分泌的重要激素，其主要功能是促进甲状腺合成与分泌甲状腺激素，是下丘脑-垂体-甲状腺轴反馈调节中的重要环节。TSH 的测定是评价垂体和甲状腺功能的重要手段，甲亢时 TSH 值很低，原因为血中高浓度的 TT3、TT4 抑制垂体前叶 TSH 的合成与分泌。因此，TSH 测定是诊断甲亢的重要手段，但由于低灵敏测定法 TSH 测定范围不宽，正常下限数值高，甲亢与正常人测定值有明显交叉,两者不易区别,故对甲亢诊断准确性不高。因此,低灵敏度的TSH测定只对甲减和新生儿甲减筛选有意义。这是由于甲减患者TT3、TT4降低,故反馈机制明显减弱。致使原发性甲减患者TSH明显增加。当然,继发性甲减TSH值可正常甚至偏低,而高灵敏TSH(sTSH)检测法,测定范围宽(0.04~200mU/L)、灵敏度高,可测出很低的浓度值,能将正常人与甲亢区分开,故对甲亢的诊断准确性很高。sTSH可诊断出90%的甲亢患者,而且由于测定范围宽,能准确反映治疗后不同阶段TSH水平的变化,且可代替烦琐的TRH兴奋试验诊断甲亢。目前,sTSH主要应用免疫放射法(IRMA)测定,也有用酶免疫法(EIA)及免疫化学发光法(ICMA)者。

综前所述,sTSH检测主要用于:①原发性甲减。sTSH升高,测定值可指导替代治疗。②原发与继发甲减鉴别。③甲亢诊断,sTSH降低,但治疗后sTSH恢复慢,有时T4已降低,TSH仍不高。

(七)TRH兴奋试验

由于促甲状腺激素释放素(TRH)具有兴奋垂体前叶合成及分泌TSH的功效。TSH的合成与分泌受血中甲状腺激素含量的调节,TT3、TT4增高(甲亢)时,可抑制TRH生成,进而导致TSH减少,当然也可直接抑制垂体前叶功能使TSH减少。TT3、TT4减低(甲减)时,可促进TRH生成继而TSH增加,或直接刺激垂体前叶使TSH增加。当给予一定量外源性TRH后,即可观察TSH的水平,藉以判定垂体前叶对TRH的反应能力。

方法:空腹抽血测定TSH基础值,休息半小时后注射TSH 200~500IU(溶于2mL生理盐水),注射后30、60及120分钟后,抽血测定TSH值(共抽血4次)。

(1)参考值:40岁以下正常人血清TSH可从基础值增2~5倍或至少增6mU/L,男性反应低于女性,40岁以上成人反应较低,增加2mU/L就视为正常。

(2)临床意义:甲亢等为低或无反应;原发甲减为强反应。TSH基础值已能确诊就不要做本试验。继发甲减,下丘脑性延迟反应,垂体性反应减低或缺如,以上两者鉴别有意义。此外,结果受许多药物影响。增强反应的有雌激素、茶碱、抗甲状腺药物;抑制反应的有糖皮质激素、甲状腺制剂、左旋多巴。由于方法烦琐,临床上只在必要时选择性应用。

(八)甲状腺抗体检测

1. 甲状腺球蛋白抗体(TGAb)和甲状腺微粒体抗体(TMAb)

(1)参考值:①甲状腺球蛋白抗体(TGAb)<30%。②甲状腺微粒体抗体(TMAb)<15%。

(2)临床意义:慢性淋巴性甲状腺炎及弥漫性甲状腺肿伴甲亢(Graves病)都是甲状腺自身免疫性疾病,TGAb和TMAb是免疫过程中产生的甲状腺自身抗体,在自身免疫性疾病患者的血中可以测出。慢性淋巴性甲状腺炎患者TGAb和TMAb可以出现高水平增加,而弥漫性甲亢患者测定的抗体含量及频度均较前者为低,一般Graves患者测得抗体低浓度时,临床意义不大。大多数患者于治疗好转后,TGAb和TMAb含量大部分降低,但遇到抗体高含量时,要注意有无临床桥本氏病甲亢存在。"甲亢"治疗要格外慎重,不要贸然手术或放射性碘治疗。

2. 甲状腺过氧化物酶抗体(TPO-Ab)

(1)参考值:甲状腺过氧化物酶抗体(TPO-Ab)<35IU/L。

(2)临床意义:近年研究表明,甲状腺微粒体抗体的抗原实为甲状腺过氧化酶,甲状腺过氧化物酶抗体(TPO-Ab)即TMAb。大多数学者观察到TPO-Ab在自身免疫性甲状腺疾病中,其阳性率高于TGAb及TMAb，故国外早已开展此项测定。近年来，我国也已开展TPO-Ab的发光自动测定，在大医院已成为常规项目，并有替代放免法测定TMAb和TGAb的趋势。1990年，又发现甲状腺球蛋白过氧化物酶抗体（TGPAb）与TG及TPO均有反应，被称为双特异性抗体，临床测定的阳性率，桥本氏病为40.3%、甲亢为34.5%，不明病因甲状腺炎为29.5%。

3. TSH受体抗体（TRAb）

（1）参考值：各种检测法显示正常人均为阴性。

（2）临床意义：TRAb是IgG类免疫球蛋白，能与细胞膜上的TSH受体结合，对甲状腺有刺激或抑制作用的这类抗体有：①甲状腺刺激抗体（TSAb）或称甲状腺刺激免疫球蛋白（TSI）。②甲状腺刺激阻断抗体（TSBAb）或称甲状腺刺激抑制免疫球蛋白（TSⅡ）。③甲状腺生长免疫球蛋白（TGI）。④甲状腺生长抑制免疫球蛋白（TGⅡ）。

Graves病TSAb阳性检出率很高，一般为90%以上。据文献称，它能激活甲状腺细胞的腺苷酸环化酶的活性，促进甲状腺激素的合成，认为其是Craves病的特异性致病因子，作为该病特异性诊断指标，TGI在甲状腺肿大者检出率也很高，而且越肿大者TGI测得值越高。有报告称，Graves恢复后，TSAb可趋于正常，复发后它又可升高；另有报告称，慢性淋巴性甲状腺炎和原发性黏液水肿患者有不同程度甲减时，可见TSⅡ和TGⅡ阳性检出率很高，而治疗好转后，此两种抗体测定可恢复正常。但目前多数学者认为TRAb、TSAb不作为甲亢常规检测项目，只在以下情况应用：突眼的鉴别诊断；Graves病的疗效预测；Graves病与毒性结节性甲状腺肿的鉴别；妊娠Graves病患者TSAb阳性者；可能有甲亢的新生儿；胫前黏液水肿的病因诊断。

4. 甲状腺激素TT3、TT4自身抗体

在临床上极少数病例，患者症状及体征很典型，但反复检测TT3、TT4，其测定值与临床不相符合时，就要想到有T3、T4自身抗体存在的可能性。T3、T4自身抗体对TT3、TT4测定值的影响可因血清甲状腺激素检测方法不同而增高或降低。

（九）甲状腺功能测定实验室检查选用原则

有关甲状腺功能测定的方法很多，每一个试验项目从一个侧面反映甲状腺功能状态，临床医生需了解这个测验的意义及其限制性，选择有针对性的项目应用于需要检查的甲状腺疾病的患者。拟诊为甲亢的患者，可先考虑做血T3、T4测定，大部分甲亢患者血T3、T4明显升高，如能明确诊断，则不需做其他甲状腺功能试验，如不能确诊甲亢的患者，则要进一步做其他有关甲状腺功能试验。

临床上怀疑为甲减的患者首选推荐做TSH、T3、T4，TSH是诊断原发性甲减灵敏而可靠的指标，尤其是亚临床型甲减。

二、甲状旁腺疾病的实验室诊断

1. 甲状旁腺激素测定

甲状旁腺激素（PTH）是由甲状旁腺合成和分泌的一种多肽激素，血液循环中由于酶解作用，使PTH的片段比完整分子PTH为多。PTH的主要生理功能是拮抗降钙素，动员骨钙释放，加快磷酸盐的排出，加快维生素D的活化等。

（1）参考值：免疫化学发光法：1~10pmol/L（均值3.42pmol/L）；RIA：氨基端（活性端）230~630ng/L，羧基端（无活性端）430~1860ng/L。

(2) 临床意义：①增高见于原发性和继发性甲状旁腺功能亢进症、异位性甲状旁腺功能亢进症、佝偻病、骨软化症、维生素 D 缺乏症和慢性肾病等。②减低见于类肉瘤（出现肾衰者）、甲状腺功能减低症、特发性甲状旁腺萎缩、非甲状旁腺性高血钙等。

2. 血降钙素测定

降钙素（CT）是甲状腺的滤泡细胞（明亮细胞或 C 细胞）产生和分泌，它由 32 个肽组成，主要生理功能是降低血钙的水平。

（1）参考值：CT＜100ng/L。

（2）临床意义：①CT 增高对起源于滤泡旁细胞的甲状腺髓样癌的诊断、判断手术疗效和观察术后复发等有重要意义。CT 增高也见于恶性肿瘤，如燕麦细胞癌、肺癌、胰腺癌、子宫癌、前列腺癌以及某些异位内分泌综合征、严重骨病、肾脏疾病、嗜铬细胞瘤等。②CT 减低见于甲状腺手术切除、重度甲状腺功能亢进等。

3. 肾小管磷重吸收试验

（1）方法：患者先给予高磷饮食（磷 1200～2000mg/d，钙 800mg/d）连续 3 日，然后禁食，于早晨 7 时饮水 400mL，8 时排尿弃去，再饮水 150mL。9 时抽血验肌酐和血磷，10 时排尿，留取 8～10 时尿量并测尿磷和尿肌酐。

$$肾小管磷重吸收率 = \left(1 - \frac{Up \times Sc}{Uc \times Sp}\right) \times 100$$

式中 Up 为尿磷（mg/dL），Uc 为尿肌酐（mg/dL），Sp 为血磷（mg/dL），Sc 为血肌酐（mg/dL）。

（2）参考值：肾小管磷重吸收率＞83%（84%～96%）。

（3）临床意义：原发性甲状旁腺功能亢进患者由于肾小管磷回吸收降低，使尿磷升高，故肾小管磷重吸收率降低，常＜80%。甲状旁腺功能减退者重吸收率高于正常人。

4. 快速输钙试验

（1）方法：低钙（＜200mg/d）、低磷（＜700mg/d）饮食 3 日，试验前午夜后禁食、水。于次日晨 7 时饮蒸馏水 600mL，以后每小时饮 300mL。8 时排尿弃去，9 时排尿并记录尿量，容器上贴标本"Ⅰ"。然后静脉内注射 5% 氯化钙 10mL（10 分钟内注毕）。10 时排尿记量并留取标本，标以"Ⅱ"。11 时排尿记量，留标本并标以"Ⅲ"。12 时排尿记量，留标本并以"Ⅳ"。将 Ⅰ～Ⅳ标本送检，测尿磷和尿肌酐值。

（2）临床意义：正常人尿磷/尿肌酐的比值在注入氯化钙后逐渐下降，而甲状旁腺功能亢进的患者注钙后比值仍上升。

5. 钙滴注试验

（1）方法：固定饮食 2 日，测 24 小时尿钙、磷作对照。按每千克体重 15mg/d 钙离子计算，静脉滴注葡萄糖酸钙或氯化钙（1g 葡萄糖酸钙含钙离子 93mg，1g 氯化钙含钙离子 272.6mg），钙剂加生理盐水 500mL，以匀速 4 小时滴完，于滴钙前及滴后 2、4、24 小时分别测血钙、磷，注钙后再验 24 小时尿钙、磷值。

（2）临床意义：正常人滴注钙后，血钙上升，停止滴钙后 24 小时恢复正常，且血磷也有相应增高及恢复，滴注后 24 小时尿磷比对照值下降 20% 以上。甲状旁腺功能亢进患者滴钙时血钙上升，停止滴钙后 24 小时可恢复至原来水平，但血磷无相应升高，反而下降，而注钙后 24 小时尿磷无明显下降。输入钙后尿钙增高更为显著，尿量也增多。

6. 磷清除率（CP）

甲状旁腺激素（PTH）可抑制肾小管对磷的重吸收，从而使尿磷排泄量增加，CP的测定对甲状旁腺疾病的诊断有一定的价值。

$$CP（mL/min）=尿磷排泄率（mg./min）/血磷浓度（mg/mL）$$

（1）参考值：正常人平均值为 10.8 ± 2.7 mL/min，范围是 $6.3\sim15.5$ mL/min。

（2）临床意义：甲状旁腺功能亢进患者中有 60%～70%CP 高于正常；甲状旁腺功能减退患者，CP 降低至 1.7～7.3mL/min，平均为 5mL/min。

第三节 甲状腺炎

不同类型的甲状腺炎包含多种病因和临床特征的不同种类炎症疾病。所有种类的甲状腺炎，出现正常滤泡结构破坏，每个疾病有不同的组织学特征。建议甲状腺炎症疾病进行不同的分类，基于此目的，甲状腺炎分为痛性和无痛性。

一、痛性甲状腺炎

（一）急性甲状腺炎（化脓性甲状腺炎、急性细菌性甲状腺炎）

1. 病因 这种罕见疾病一般仅发生于免疫功能低下者，尽管抗菌治疗前这种疾病与乳突炎或严重的咽部感染相关。这种疾病常由细菌病原体引起，最常见的是金黄色葡萄球菌、溶血链球菌、肺炎链球菌或厌氧性链球菌。也可由其他细菌引起感染，如已报道的有脑膜炎球菌、沙门菌和大肠埃希菌，同样还有真菌感染如球孢子菌。感染发生在任何继发于血源或淋巴扩散，或通过外伤直接感染。持久的甲状舌管异常同样与急性甲状腺炎有关。

2. 临床特征 会出现发热、寒战和甲状腺脓肿形成的其他系统体征或症状。通常会迅速出现颈前部疼痛和肿胀，疼痛偶尔会放射到耳朵或下颌。查体要注意触痛、波动感，还有皮肤发红。

3. 实验室检查 通常会出现白细胞核左移。血液中甲状腺激素浓度通常正常，尽管已报道高甲状腺素血症，其可能是预先形成激素的释放。甲状腺扫描（可在任何颈前部有柔软包块的患者中进行）显示为在相关部位碘摄取缺失。如果怀疑急性甲状腺炎，应进行细针穿刺、涂片和培养。

4. 鉴别诊断 鉴别诊断包括任何与急性触痛、痛性、颈前包块相关的疾病，包括亚急性甲状腺炎、颈前蜂窝织炎、甲状腺囊肿、腺瘤或肿瘤出现急性出血、颈前深部感染、甲状舌骨囊肿感染和感染的腮腺囊肿。

5. 治疗 根据鉴定的病原菌应给予非口服抗生素。如果出现波动感，则需要切开引流。细菌性甲状腺炎必须进行早期和有针对性地治疗，因为脓肿形成可以偶尔切开向下流入纵隔腔。如果急性甲状腺炎反复发生，检查有助于帮助发现未诊断的疾病，如内瘘和甲状舌骨囊肿。

（二）亚急性甲状腺炎

亚急性甲状腺炎包括病毒性甲状腺炎、亚急性肉芽肿性甲状腺炎、亚急性甲状腺炎、巨细胞性甲状腺炎。

1. 病因 亚急性甲状腺炎（SAT）更多起源于病毒，提示病毒可能与疾病相关，包括柯萨奇病毒、腺病毒、腮腺炎病毒、艾柯病毒、感冒病毒和 EB 病毒。临床提示病毒原因的证据包括感染暴发的报道、常见出现病毒样前驱症状和疾病的夏季和秋季季节性分布。除此之外，在 SAT 患者康复期血清中会出现病毒抗体。

2. 临床特点 常见的症状是单侧颈前疼痛，经常伴随耳部或下腭放射性疼痛。颈痛之后常有数周的肌痛、低热、不适和喉咙痛，也常见吞咽困难。甲状腺毒症的症状常见，包括心动过速、心悸、体重减轻、神经过敏和发汗。当疾病发展，疼痛常移至对侧。

查体显示为触痛明显的、硬的边界不清的单侧包块，也可出现伴有触痛的对侧包块。严重的触痛以致触诊受限。当出现甲状腺功能亢进症时，同样可观察到心动过速、皮肤湿热和双手细微震颤。

3. 实验室检查

（1）全血计数常表现为轻度正色素性正细胞性贫血和正常的白细胞计数，然而轻微的白细胞增多也可发生。红细胞沉降率（血沉）常>50mm/h。血清甲状腺素（T4）、游离甲状腺素（FT4）和三碘甲状腺原氨酸（T3）水平也常升高，血清促甲状腺素（甲状腺刺激激素，TSH）则受抑制，抑制严重程度与破坏的程度相关。由于血中激素水平成比例地反映出在炎症活动期释放入血的预先生成的激素量，相对于血清 T3、血清 T4 有不成比例升高的趋势。

（2）甲状腺自身抗体［抗微粒体抗体（TPO）和抗甲状腺球蛋白］可能在症状开始初期表现为轻微升高几周，然后在几个月内逐渐正常。短暂的抗体升高可能是甲状腺球蛋白释放入血液循环中的反应而不是自体免疫反应，血清甲状腺球蛋白在炎症活动期显著升高。

（3）在炎症反应的急性期甲状腺放射活性碘摄取（RAIU）总呈抑制，24 小时结果经常<2%。摄取抑制是在炎症和细胞破坏后碘泵破坏的结果。RAIU 试验是临床诊断 SAT 所必需的，同时有必要排除与颈前痛性包块相关的其他疾病。

4. 鉴别诊断 亚急性甲状腺炎必须与伴有颈前疼痛的正常甲状腺功能和甲状腺功能亢进状态进行鉴别。包括：亚急性病毒性甲状腺炎；甲状腺囊肿或结节出血；急性细菌性甲状腺炎；甲状腺舌管囊肿感染；腮裂囊肿感染；迅速增大的甲状腺癌；痛性桥本甲状腺炎；放射性甲状腺炎；创伤性甲状腺炎；颈前蜂窝织炎。

5. 临床过程和治疗 典型的亚急性甲状腺炎由以下四期组成。

（1）初期或急性期，伴有疼痛、压痛、抑制的 RAIU 和甲状腺功能亢进，可以持续 4~12 周，治疗是直接减轻疼痛、炎症和甲状腺功能亢进症状。口服泼尼松 10~20mg，每天 2~4 次，通常在首次服用后几个小时后能有效减轻疼痛。如果疼痛不能快速缓解，则临床医生应置疑 SAT 的诊断。在 1~2 周后，泼尼松可每 2~3 天减少 5mg。当激素减量过程中疼痛加重，则可以加量和重新开始减量。

非常轻微的 SAT 可用非甾体抗炎药物治疗。

甲状腺毒症症状可用 β-肾上腺素阻断药进行控制。不推荐抗甲状腺药物，因为效果不理想。

（2）急性痛性甲状腺毒症期后，即恢复为正常甲状腺功能，这时甲状腺储存的激素已经排除。

患者可以恢复正常甲状腺功能，一些严重病例可以进展为甲状腺功能减退期。生化检查表现为甲状腺功能减退，同时伴有甲状腺功能减退的症状。甲状腺功能减退期很少超过2~3个月，在这段时间内应给予甲状腺激素替代，如左甲状腺素钠（L-T4），每天0.10~0.15mg。在治疗数月后，可停用L-T4，6~8周重复测定血清TSH。

（3）在甲状腺功能减退期之后，出现恢复期，恢复了甲状腺正常的组织特点和分泌能力。在这个时期，血浆甲状腺激素水平正常，但RAIU可能短暂升高，因为甲状腺功能恢复碘摄取增加。需要强调的是，不需要在SAT期间行RAIU检查，除非为了确诊。尽管有报道在亚急性甲状腺炎后出现永久性甲状腺功能减退，但相当罕见，大多数患者均能恢复正常甲状腺功能。不过已证实发生过SAT患者服用外源性碘剂可导致甲状腺功能减退，即使如此，SAT几乎总是自限性，但对于接受碘剂的有SAT病史的患者应测定血清TSH水平，以评估是否存在甲状腺功能减退。

（三）放射性甲状腺炎

放射性甲状腺炎常表现为轻到中等程度的颈前疼痛和甲状腺压痛，可发生在甲状腺毒症Graves病接受^{131}I 1周后出现，症状可持续到^{131}I治疗后1个月。

应用^{131}I治疗甲状腺癌后也同样可发展为放射性甲状腺炎，特别是甲状腺切除术后仍剩余大量的正常甲状腺组织。如果疼痛和压痛较为显著，可以短期应用泼尼松（每天20~40mg）。

（四）卡氏肺囊虫甲状腺炎

卡氏肺囊虫甲状腺炎已有过报道，它的临床特征与SAT相似，包括颈部疼痛、甲状腺功能亢进或甲状腺功能减退和抑制的RAIU。应对免疫力低下的颈部疼痛者考虑卡氏肺囊虫，诊断依据是在细针穿刺后，Gomori六胺银染色证实存在卡氏肺囊虫。因为喷他脒气雾剂不再用于PCC预防，这种甲状腺炎相当罕见。

二、无痛性甲状腺炎

（一）亚急性淋巴细胞性甲状腺炎

亚急性淋巴细胞性甲状腺炎又称无痛性甲状腺炎、亚急性淋巴细胞性甲状腺炎、静息型甲状腺炎。

1. 背景 这种疾病表现为甲状腺毒症的症状，血清T4和T3水平升高，血清TSH水平降低，RAIU低和无痛性非触痛甲状腺肿。亚急性淋巴细胞性甲状腺炎（PT和LT）常发生于女性，大多数患者产后多见，散发病例并不常见。有报道称，在北美有8%的产后妇女可发生此病。

2. 病因 无痛性甲状腺炎的亚急性淋巴细胞变异体更可能是源于自身免疫，可能是慢性自身免疫性（桥本甲状腺炎）甲状腺炎的变异。80%的患者甲状腺抗微粒体抗体（TPO）升高。由于HLA-DRw3和HLA-DRw5组织相容性抗原明显存在，因此可能具有遗传倾向。因为LT与SAT有相似的临床过程，同样提出病毒原因。

3. 临床特征

（1）常见甲状腺毒症症状，如神经质、心悸、焦虑、出汗、怕热和消瘦等，症状从轻微到显著，取决于疾病的严重程度。产后甲状腺炎病例可发生在分娩后6周到3个月的任何时候。

（2）体检常发现轻微增大的无触痛结节，尽管报道50%患者缺乏可触及的甲状腺肿。

（3）PT的临床特点与Graves病难以鉴别，临床和实验室发现可有助于两种疾病的鉴别。

4．实验室检查

（1）血清总 T4 和 T3 与游离 T4 和 T3 水平轻微至中等程度升高，血清 TSH 受抑制。与 Graves 病相比，血清 T3 水平呈现出与 T4 水平不成比例的升高，因此 T3 与 T4 的比值有助于 LT 和 Graves 病甲状腺毒症鉴别诊断，在 Graves 病时，T3 水平相当高，是因为在甲状腺刺激球蛋白作用下 T3 优先分泌。

（2）在 LT 的高甲状腺功能期，RAIU 是抑制的，24 小时结果经常<3%。获得 RAIU 试验结果很重要，除非 Graves 病的临床特征很鲜明。

5．鉴别诊断

一旦 Graves 病被排除，必须考虑与低 RAIU 相关的无痛性甲状腺功能亢进相鉴别。更多的疾病基于详细的病史和体格检查，因而可容易地互相鉴别。

6．临床过程和治疗

PT 的临床过程与 SAT 相似。

（1）初期的甲状腺功能亢进相持续 6 周至三四个月不等（罕见更长）。这个时期的治疗针对缓解甲状腺功能亢进状态，可应用 β 阻断药，抗甲状腺药物如甲巯咪唑和丙硫氧嘧啶无效，应避免使用。

（2）紧接甲状腺功能亢进期后的是正常甲状腺功能期，为 3～6 周，在此期间甲状腺激素逐渐耗尽。

（3）有 25%～40% 的患者会进入甲状腺功能减退期，在此期间会出现症状性和生化性甲状腺功能减退。甲状腺功能减退持续时间通常不超过 2～3 个月，需要补充甲状腺激素 L-T4。

（4）在甲状腺功能减退期后，患者常维持临床正常甲状腺功能。近 1/3 的患者会出现永久的甲状腺功能异常，如甲状腺肿或明显的甲状腺功能减退。因此，对有 PT 病史的患者必须进行长期随访。有过产后 PT 的患者在再次妊娠后有极高的复发风险。25% 患有 1 型糖尿病的妇女发生产后甲状腺炎。

（二）桥本甲状腺炎

桥本甲状腺炎（HT）也称为慢性自身免疫性甲状腺炎、慢性淋巴细胞性甲状腺炎、慢性甲状腺炎。

1．病因

桥本甲状腺炎（HT）是器官特异性自身免疫性疾病，是最常见的甲状腺炎症性疾病。该疾病的基本缺陷可能是由于抑制性 T 淋巴细胞的异常使得辅助性 T 淋巴细胞可与直接针对甲状腺细胞的特异性抗原相互作用。在 HT 患者中，HLA-DR5 和 HLA-B8 组织相容性抗原的频繁出现提示遗传易感性，该疾病可能与其他器官特异性自身免疫性疾病相关。

2．临床表现

（1）HT 可表现为多种多样的临床特点，从伴有甲状腺肿、无症状的正常甲状腺功能个体到严重的黏液水肿。该病是碘充足地区甲状腺功能减退的主要原因，最常见的表现是中年妇女伴有无症状的甲状腺肿，95% 的患者是女性。偶尔患者可以诉轻微的颈前不适，特别是甲状腺迅速增大，尽管这种情况不常见。一般增大的甲状腺是潜在的和无症状的。可出现甲状腺功能减退，这依赖于甲状腺功能减退的程度。20% 患者表现为甲状腺功能减退。

（2）体格检查经常表现为对称性、增大且非常坚硬的结节；卵石样硬度或多发结节。偶有患者表现为单个甲状腺结节。

（3）尽管甲状腺功能减退是 HT 患者甲状腺功能紊乱的典型表现，少数患者（2%～4%）表现为甲状腺功能亢进和"桥本甲状腺功能亢进"，但在这些患者的血浆中可以检测到甲状腺刺激免疫球蛋白，提示与 Graves 病有共同之处。

3．实验室检查

（1）80% 的 HT 患者在诊断时血清 T4 和 TSH 水平正常，90% 以上的患者抗微粒体抗体（TPO）升高。尽管抗甲状腺球蛋白抗体一般也会升高，但没有必要进行所有的检查。

（2）患者出现迅速增大、更加坚硬的结节和甲状腺 TPO 抗体显著升高，特别是老年患者，临床医生应警惕原发甲状腺淋巴瘤的可能性。不过，HT 并不是淋巴瘤发生的病因。

（3）甲状腺超声（不提倡作为常规检查）显示为异源、微小结节图像，在多普勒检查中血流多增加。

4．治疗

（1）左甲状腺素（L-T4）是 HT 患者出现甲状腺功能减退时的治疗选择。TSH 水平正常化后结节逐渐缩小。甲状腺功能减退的 HT 患者应该不定期服用甲状腺激素。有轻微甲状腺功能异常的患者（如血清 T4 水平正常和 TSH 浓度升高）中每年有 5% 可能变为明显的甲状腺功能减退，因此应保证这些患者服用 L-T4。

（2）在 HT 患者中，当出现与压力症状相关的迅速增大的甲状腺结节，有报道称用药物剂量的糖皮质激素有效。这种情况较为罕见，但糖皮质激素应短时期使用。

（3）手术适应证是患者出现持久且显著的阻塞症状，这种情况相当罕见。

（三）纤维性甲状腺炎（Riedel 甲状腺炎）

Riedel 甲状腺炎是相当罕见的病因不确定的炎症性疾病，早期认为可能是 HT 的慢性纤维病变异体，但未得到证实。临床上 Riedel 甲状腺炎可伴有压迫症状，检查可触诊为"木样"固定的甲状腺。Riedel 甲状腺炎男女发生比例为 1:3，经常发生于 30～60 岁。这种疾病可能与其他局灶性硬化综合征相关，包括腹膜后和纵隔纤维化及上行性胆管炎，伴有 Riedel 甲状腺炎的患者应评估发生其他硬化疾病的可能性。30% 的患者甲状腺功能检查可能是甲状腺功能减退症，甲状腺功能抗体检测常为阴性。甲状腺超声检查显示为侵袭样图像，正常甲状腺边缘消失。

对 Riedel 甲状腺炎的治疗，当发生阻塞症状应进行外科手术。近年来，应用他莫昔芬治疗对一些患者有效，因为对生长因子有抑制作用。糖皮质激素几乎没有作用。L-T4 用于治疗甲状腺功能减退但对结节缩小无效。

（四）药物因素导致无痛性甲状腺炎

1．细胞因子

（1）α-干扰素（IFN-α），用于治疗慢性丙型肝炎的药物，IFN-α 诱导的甲状腺功能紊乱可以是甲状腺功能减退和甲状腺功能亢进。

IFN-α 诱导的甲状腺功能紊乱的致病因素包括女性、老年人，IFN 治疗的病程和先前存在抗 TPO 抗体。接受 IFN-α 治疗的且 TPO 抗体阳性的患者中有 60% 可以发生甲状腺功能异常，然而 TPO 抗体明性的患者仅有3%的患者出现甲状腺功能紊乱。

IFN-α诱导的甲状腺功能紊乱的机制可能与自身免疫过程增强有关。同样，IFN-α治疗HCV时可诱导TPO抗体的产生。

临床特征：IFN-α诱导的甲状腺功能紊乱可出现甲状腺功能减退或甲状腺功能亢进，很难鉴别接受IFN-α治疗的正常的疲乏的患者和甲状腺功能减退患者。强调定期监测接受IFN-α治疗患者的血清TSH水平。特别是患过HT者，尽管结节缺如，也可能出现小的、无痛性、坚硬的结节。

②实验室检查：甲状腺功能检查显示IFN-α诱导的甲状腺功能紊乱与其他无痛性LT相似。伴甲状腺功能亢进者应行RAIU试验，以排除Graves病的可能性。

③治疗：IFN-α诱导的甲状腺功能紊乱的治疗依赖临床表现的严重程度和生化指标的异常程度。甲状腺功能减退应在IFN-α治疗过程中采取L-T4治疗，同时定期监测血清TSH水平。在停用IFN-α后可以停用L-T4，之后4～6周检测TSH水平。一些患者甲状腺功能减退可以持续存在几个月（甚至永久存在）。

与IFN-α治疗相关甲状腺功能亢进的症状，可以用β阻断药治疗。有Graves病的患者（并不常见）可以应用放射性碘治疗，而不选择抗甲状腺药物，因为抗甲状腺药物有潜在的肝脏损害风险，尽管很小。

（2）白介素-2（IL-2）用于不同恶性疾病的辅助治疗，包括转移性实体瘤和白血病。IL-2可能与无痛性淋巴细胞甲状腺炎综合征相关。在IL-2治疗的患者中发病率为2%～39%。同IFN-α一样，女性和先前存在的甲状腺自身抗体是甲状腺功能紊乱的危险因素。与IFN-α相同，IL-2可能激活了自身免疫过程，因为甲状腺抗体的出现与应用其治疗相关，同样与先前存在的TPO抗体滴度升高相关。众所关注，应用IFN-α和IL-2的联合免疫治疗后导致甲状腺功能紊乱发生率明显高于单独治疗后的发生率。

与IL-2相关的甲状腺功能紊乱的实验室检查、临床特点和治疗方法与IFN-α治疗所引起的甲状腺功能紊乱相同。

2. 胺碘酮诱导的甲状腺炎

（1）胺碘酮是含37%碘的抗心律失常的有效药物，在美国服用该药物的患者中，有3%的人发生了甲状腺功能亢进症。与之形成对比的是居住在碘缺乏地区的人有10%会发展为与胺碘酮相关的甲状腺功能亢进症。甲状腺功能亢进症一般发生在治疗开始后的最初几个月内，但可在开始治疗后的任何时候发生。通常不出现甲状腺功能亢进症的症状，可能因为胺碘酮的β阻断药的活性。然而并不能保护甲状腺毒症对组织的影响，患者仍可出现体重减轻、心律失常加重或者发展为充血性心力衰竭。

（2）存在两种类型的胺碘酮诱导的甲状腺功能亢进症：1型源于碘过多和甲状腺激素合成增加，2型是一种炎症性的甲状腺破坏过程。鉴别两种类型的胺碘酮诱导的甲状腺功能亢进症非常重要，因为两种类型的治疗方法不同。结节性甲状腺肿的出现提示碘诱导的甲状腺功能亢进症，而无甲状腺增大提示炎症性甲状腺炎。血清IL-6水平的测定可偶尔用来鉴别两种类型胺碘酮诱导的甲状腺功能亢进症，尽管数据的重叠限制了它的应用。甲状腺的彩色多普勒血流成像可能更有价值：在1型患者血流增加，在2型患者血流减少。

（3）治疗 2 型胺碘酮诱导的甲状腺功能亢进症的药物包括药物剂量的糖皮质激素（如泼尼松，每天 40mg），分次服用。抗甲状腺药物对该类疾病没有帮助。如诊断有疑问，可以应用糖皮质激素和抗甲状腺药物的联合治疗（常用于 1 型的治疗）。2 型胺碘酮诱导的甲状腺功能亢进症与其他形式的无痛性或淋巴细胞性甲状腺炎的临床过程相似。

第四节　甲状腺功能减退症和甲状腺功能亢进症

一、甲状腺功能减退症

（一）定义

甲状腺功能减退症是一种源于体内缺乏甲状腺激素作用的一种状态。由于甲状腺激素影响生长和发育及调节许多细胞生理过程，因此甲状腺激素的缺乏和不足可导致许多严重的后果。

（二）甲状腺功能减退症的原因

（1）婴幼儿或儿童：①畸形——发育不全或先天萎缩；②先天性甲状腺激素生物合成或活性不足；③桥本甲状腺炎；④垂体功能低下或下丘脑疾病；⑤严重碘缺乏。

（2）成年人：①桥本甲状腺炎；②淋巴细胞甲状腺炎后短暂的高甲状腺素血症；③甲状腺去除手术；甲状腺功能亢进症的 ^{131}I 治疗；颈部肿瘤的放射治疗；④垂体功能低下或下丘脑疾病；⑤药物：a.碘，无机碘或有机碘（如胺碘酮）；b.抗甲状腺：抗甲状腺药物（丙硫氧嘧啶，甲巯咪唑），过氯酸钾，硫氰酸盐；c.锂；d.干扰素；e.舒尼替尼。

（三）发生率

甲状腺功能减退症较为常见。通过筛查可以发现 3000 个新生儿中有 1 个是先天性甲状腺功能减退症。在年龄＞65 岁的成年人中，甲状腺功能减退症的发生率是 10%。人群中总的发病率为 4.6%；4.3% 为亚临床甲状腺功能减退症；0.3% 是明显的甲状腺功能减退症。

（四）症状、体征和病理生理

（1）神经系统：有甲状腺功能减退症的患者可出现健忘、记忆力减退、反应迟钝、抑郁、感觉异常（有时与神经压迫有关，如腕管综合征）、共济失调和听力减退、腱反射减慢或延迟。

（2）心血管系统：可出现心动过缓、舒张性高血压、心排血量降低、心音低钝、心肌松弛、心包积液、心电图低电压和低平 T 波、内皮功能紊乱、动脉硬化和坠积性水肿。常见 X 线平片显示心脏扩大，在超声心动图中表现为积液改变。

（3）胃肠系统：甲状腺功能减退症时常可见便秘。出现胃酸缺乏，与恶性贫血相关。腹腔积液蛋白含量高，如同其他严重的黏液水肿的渗出。

（4）肾脏系统：水负荷后的排泄降低可能与甲状腺功能减退症相关。肾脏血流和肾小球滤过率降低，但血清肌酐正常。

（5）肺部系统：对组织缺氧和二氧化碳潴留的通气反应降低。严重的甲状腺功能低下可引起二氧化碳潴留，胸腔积液含有高蛋白。

（6）肌肉骨骼系统：可出现关节痛、关节渗液、肌肉抽筋和僵硬。血清肌酸磷酸肌酶可以非常高。

（7）造血系统：可出现贫血，常是正细胞型的。巨幼红细胞贫血提示还存在恶性贫血。

（8）皮肤和毛发：常见干燥、冷的皮肤。黏多糖主要是透明质酸，在皮肤和皮下组织沉积，导致水钠潴留，面部水肿粗糙，皮肤苍黄呈鳞屑状。皮肤同样也可以呈橙色，因为胡萝卜素的沉积。头发缺乏光泽，侧面的眉毛变细，体毛稀疏。

（9）生殖系统：可出现无排卵性月经周期的月经过多，或月经来潮变得稀疏甚至完全停止，原因是促性腺激素分泌缺乏。在青少年可出现原发性闭经，由于缺乏甲状腺激素对泌乳素的抑制作用而出现高催乳素血症，导致溢乳和闭经。

（10）发育：儿童的生长和发育延缓。骨骺仍未闭合。生长激素的分泌缺乏，是因为甲状腺激素是生长激素合成所必需。甲状腺功能减退症的孕妇不治疗可导致后代智力低下。

（11）代谢系统：低体温常见。对低温的不耐受是特殊的表现。可见血清低密度脂蛋白（LDL）-胆固醇增加的高胆固醇血症，因为 LDL 受体数量的减少。因为脂蛋白降解减少和脂蛋白脂酶活性减低，可见高三酰甘油血症。遗传性高脂血症在甲状腺功能减退症时会恶化。尽管食物摄入减少但体重会增加，但甲状腺功能减退症引起的严重肥胖相当罕见。

（12）甲状腺：甲状腺功能减退症的青少年若甲状腺增大则提示生物合成缺陷。成年人的甲状腺肿性甲状腺功能减退是由桥本甲状腺炎导致。

（五）诊断试验

（1）血清促甲状腺素（甲状腺刺激激素，TSH）浓度和血清游离甲状腺素（T4）浓度或游离 T4 指数是诊断甲状腺功能减退症的最佳组合。

（2）血清 TSH 浓度（正常范围是 0.4～4.0mU/L）可以轻度升高到 4～10mU/L，而游离 T4 浓度正常提示为亚临床甲状腺功能减退症。血清 TSH 数值在 10～20mU/L 时为更严重的甲状腺功能受损，尽管血清 T4 仍旧正常。当血清 TSH 浓度超过 20mU/L 时，可能出现明显的甲状腺功能减退症。因为血清 TSH 水平的敏感性是原发甲状腺功能减退症的指示剂，血清 TSH 是筛查这种疾病的最好方法。

（3）中枢性甲状腺功能减退症常与其他垂体或下丘脑功能紊乱相关，血清游离 T4 和 TSH 浓度偏低。在一些患者特别是那些下丘脑损害者，血清 TSH 在正常范围而 TSH 生物活性可能减低。磁共振成像（MRI）可显示病变，常见垂体肿瘤。原发甲状腺功能减退症垂体可增大，这是由于高促甲状腺素血症所致，甲状腺激素治疗后垂体体积可恢复为正常大小。

（六）服用甲状腺激素患者的甲状腺功能减退的诊断

许多服用甲状腺激素的患者有确定的甲状腺功能减退却无明确的诊断。典型的症状包括疲乏、体重增加和不规律的月经。如果患者和医生均认定诊断不当，则确定诊断的最好办法是停用替代治疗 5 周，血清 T4 和 TSH 浓度将提示正常甲状腺功能状态或原发甲状腺功能减退症。在治疗停止后 10～14 天进行检测，可以反映由于外源性激素对垂体-甲状腺轴的抑制而产生的生理性甲状腺功能减退症。另一种方法是甲状腺激素剂量减半，然后 5 周后测定甲状腺功能。若血清 TSH 在减少剂量后升高超过正常，则患者为原发性甲状腺功能减退症。

（七）甲状腺功能和非甲状腺疾病

1. 三碘甲状腺原氨酸（T3）

严重的系统性疾病可通过阻断甲状腺外的 T4 向 T3 转换以降低血清 T3 的浓度。许多疾病均出现 5'-单脱碘酶的抑制，包括肝脏疾病、尿毒症、严重感染、糖尿病酮症酸中毒、普通外科手术、饥饿、烧伤和严重的心肌梗死。

2. 甲状腺素（T4）

在更严重的疾病中，血清 T4 浓度跌至亚正常水平，游离 T4 水平可以正常或降低。血清 TSH 正常或有时降低。这种状态可以解释为短暂的中枢性甲状腺功能减退症，是一种对严重分解代谢的适应。在恢复中血清 TSH 升高，有时可以升至 10～20mU/mL，血清 T3 和 T4 浓度逐渐正常。

（八）治疗

1. 制剂

（1）左甲状腺素钠：选择合成的左甲状腺素钠产生稳定水平的 T4 和 T3，吸收率为 75%。

（2）干甲状腺提取物，USP 是猪甲状腺组织的提取物，基于它的碘含量进行了标准化，尽管激素含量的测定已由主要的制药公司进行。所含 T4/T3 比例是 4:1。摄取 4～8 小时后，T3 水平可升至超常范围。干甲状腺素片中的 T4 的相对活性是 1:1000（1mg 干甲状腺素相当于 1μg 合成的甲状腺素）。

（3）合成的 T3（碘噻罗宁，三碘甲状腺原氨酸）。确实没有关于合成 T3 进行慢性治疗的数据。该药物仅用于计划甲状腺激素快速撤退治疗和一些诊断试验，吸收率为 90%。服用 T3 的患者血清 T3 浓度在服用几个小时后即升高，在 24 小时后逐渐降低至更低水平。有报道称可以用 12.5μg T3 替代 T4 作为治疗组成可以改善情绪和心理测定的参数。不过有几个谨慎进行的研究并不能证实 T3 和 T4 共同治疗甲状腺功能减退症可带来任何心理或代谢益处。

（4）合成的 T4/T3 复合物（复方甲状腺素）。在认识到 T4 在甲状腺外转化成 T3 以前，曾应用此种制剂。合成的 T4/T3 摩尔比例为 4:1，有多种剂量可用。

2. 年轻人 甲状腺素的常用替代剂量为 1.5～1.7μg/kg 理想体重。可从起始治疗开始全剂量替代。有必要对患者解释：临床症状在几周后逐渐改善，恢复为正常甲状腺功能的全部治疗效果可能需要 2～3 个月。实验室数据显示在 2 周内血清游离 T4 升至正常范围，但血清 TSH 浓度需要 6 周才能降至正常。此后，12.5～25μg 的 T4 剂量调整可获得最佳的临床反应，血清 TSH 处于正常值的中间范围。因缺少其他有价值的甲状腺激素活性的实验室标志，所以主要依赖血清 TSH，因为其比临床评估更为敏感。

3. 中年人 这个年龄段的患者仅甲状腺功能减退症而其他方面均正常，可应用每千克 1.5μg T4 的治疗。如果与缺血性心脏疾病或慢性肺部疾病共存，则最好以 T4 的最小剂量开始治疗，如每天 25μg，此后每个月根据临床反应以 25μg 的剂量增加剂量。"小剂量和缓慢增量"方法的基本原则是担心：①恢复为正常甲状腺状态将增加血供需量和心绞痛恶化；②心脏特别容易受到甲状腺激素周期变更作用的影响，因此其对易感的患者可诱发致命的心动过速。这种担心趋向夸大和过分强调。"小剂量和缓慢增量"方法导致甲状腺功能减退症状态被延长，因此必须进行调整。

4. 老年人 对老年人最好假定存在缺血性心脏疾病，可能是亚临床的，开始以 T4 的小剂量进行替代治疗，如每天 12.5～25μg。剂量可以每 4～6 周增加 25μg，直到血清 TSH 到达正常范围。

5. 妊娠 对于孕前存在甲状腺功能低下的孕妇，甲状腺激素的剂量在妊娠期间必须增加 25%～50%，以维持正常的血清 TSH，最好在 0.5～2.5mU/L。需要增加甲状腺激素的剂量，基于妊娠早期，TSH 升高超过正常，一般持续 8 周。分娩后患者可恢复为妊娠前甲状腺激素剂量。

（九）亚临床甲状腺功能减退症

亚临床甲状腺功能减退症经常被定义为无症状状态，游离 T4 正常而血清 TSH 升高。如果血清 TSH>10mU/L，共识认为患者应该用甲状腺激素治疗，因为患者有发展为亚正常游离 T4 的明显的甲状腺功能减退症的可能性，而这种程度的亚临床甲状腺功能减退症可能发展为心血管疾病。当血清 TSH 在 4.5~10mU/L 时，用 T4 治疗的效果仍存有争议。许多内分泌学家用 T4 治疗这类患者，特别是出现高胆固醇血症或抑郁，甚至无高脂血症，一系列治疗试验可以验证病情是否改善（如治疗可提供患者更多的能量、健康的感觉、理想的体重减轻、胃肠功能改善或其他更好的特征）。假定，治疗前的正常血清 T4 浓度病不能反映甲状腺激素的组织效应，遗憾的是很难对这种反应与安慰剂效应进行鉴别。因此，间隔 6 个月通过测定甲状腺功能来随访无 T4 治疗的患者，通过血清 TSH 进一步增加和血清 T4 的下降至亚正常水平的指示和所伴随的清晰的症状，观察是否发生甲状腺功能紊乱。

（十）冠状动脉疾病，选择性手术和甲状腺功能减退症

偶尔有患者患有严重的冠状动脉疾病和未治疗的甲状腺功能减退共存。对此类患者应先进行动脉 X 线摄影法和冠状动脉旁路移植术，之后开始甲状腺激素的替代治疗，这样患者才能更好地耐受甲状腺激素的心肌收缩力和变时性作用。未治疗的甲状腺功能减退症可能不是一般外科手术的主要危险因素，但在不伴有严重冠状动脉疾病时，在选择性手术前应首先恢复为正常甲状腺功能状态。不过，紧急手术不必要因甲状腺功能减退症而推迟。

（十一）黏液性水肿昏迷是长期未治疗的甲状腺功能减退的最终结果

这些患者有低体温、心动过缓、换气功能减低、典型的黏液性水肿的面容和皮肤及严重的反应迟钝或昏迷。这种状态在有并发症的情况下通常会加重，如感染或休克或未清醒的患者使用了镇静药。如果不治疗病死率将达到 100%，这种病死率可因积极治疗而降低，可给予左甲状腺素钠 iv 300~500μg。一些专家认为在首先以每 4~8 小时给予 10~20μg iv 三碘甲状腺原氨酸，因为在黏液性水肿时 T4 向 T3 转换减少。联合 T4 和 T3 iv 治疗直到患者有反应。支持治疗很重要，患者复温可能有害，因为可能引起外周血管扩张和随后的低血压。

二、甲状腺功能亢进症

（一）定义

甲状腺功能亢进是一种源于过多的甲状腺激素对体内组织作用的状态。甲状腺毒症是同义词。一些人选择用术语"甲状腺功能亢进症"狭义地表示甲状腺产生过多甲状腺激素的状态，与过多地摄取甲状腺激素药物或甲状腺炎释放甲状腺激素相区别。

（二）原因

（1）Graves 病是最常见的甲状腺功能亢进的原因。毒性多结节甲状腺肿常见于老年人和中年人。

（2）无机碘的应用，如碘化钾或有机碘复合物如胺碘酮，对多结节甲状腺肿或有 Graves 病趋向的患者可引起碘诱导的甲状腺功能亢进症。胺碘酮也可引起甲状腺炎，导致甲状腺毒症。

（3）在地方性甲状腺肿区域接受碘治疗的人中有少于 1% 的人同样可发生碘诱导的甲状腺毒症（碘性巴塞多现象）。

（4）大多自主高功能腺瘤不能产生甲状腺功能亢进，但当腺瘤（"热"结节）直径超过3cm时，这种结果是可能的。在许多这种腺瘤中可发现TSH受体的激活突变。

（5）分泌TSH垂体瘤是罕见的，相对较大，但报道有15%的病例中发现分泌TSH微腺瘤。这种状态可以是其他功能性垂体肿瘤的一部分，如引起肢端肥大症或高泌乳素血症。血清TSH升高或不适当的正常，也不能被T3抑制。

（6）垂体可对甲状腺激素的抑制作用产生抵抗，而其他组织对甲状腺激素更敏感。这些患者的血清T4和T3浓度升高，而血清TSH是不适当的正常，未发现有垂体肿瘤的神经放射的证据。这些患者经常有T3β-受体的突变，导致垂体抵抗。

（7）葡萄胎和绒毛膜癌分泌大量人绒毛膜促性腺激素（hCG），当血清hCG浓度超过200U/mL（正常妊娠峰值的数倍）时，可出现甲状腺功能亢进症。hCG是弱的甲状腺刺激因子，作用于TSH受体而引起甲状腺功能亢进症。通过除去葡萄胎或绒毛膜癌的有效化疗后可治愈。在妊娠剧吐时hCG增加，可发生甲状腺功能亢进症（妊娠甲状腺功能亢进）。

（8）甲状腺炎：见鉴别诊断部分。

（9）过多摄入甲状腺激素可引起甲状腺毒症。一些患者由于医生不恰当地给予过多剂量的甲状腺激素，其他一些患者有时为减轻体重而偷偷服用过量的甲状腺激素。这些患者的甲状腺很小，甲状腺摄碘率和血清甲状腺球蛋白水平偏低，而甲状腺炎和腺摄取低的甲状腺素的患者的血清甲状腺球蛋白水平升高。

（10）含有甲状腺成分的卵巢畸胎瘤（卵巢甲状腺肿）和大的转移性的功能性滤泡性甲状腺肿瘤是甲状腺功能亢进症的罕见原因。

（三）发生率

Graves病是甲状腺功能亢进症的最常见原因，在人群中相当常见。基于NHANES3调查，1%的人患有甲状腺功能亢进症，不论是明显的或亚临床的。

（四）症状、特征和病理生理

临床表现依赖病程和疾病严重程度。

（1）神经系统：神经质和内心紧张是甲状腺功能亢进症患者的常见症状，表现为无法与其他人相处、抑郁、情绪不稳定、注意力不集中，在学校和工作中能力下降。常见颤抖和反射活跃。

（2）心血管系统：心动过速，常见室上性心动过速，源于甲状腺激素对传导系统的直接作用。在心脏病患者或仅患有甲状腺功能亢进症患者中可发生心房纤颤。长期的甲状腺毒症能引起心脏扩大症和导致心力衰竭，尽管是高心排血量。常见血流杂音，杂音由于高动力心脏的搏动而形成。

（3）骨骼肌肉系统：因为肌肉分解代谢增强出现萎缩和无力，肌行走、攀登、屈膝起立或举重能力下降。重症肌无力或周期性低钾麻痹可伴随有甲状腺功能亢进。患者表现憔悴，骨吸收超过骨形成，导致高尿钙血症和高钙血症。长期甲状腺功能亢进症患者可引起骨质疏松。

（4）胃肠系统：食物摄入增加，一些患者表现为贪食。尽管如此，还是常见体重减轻。出现排便增加是因为胃肠运动加快，但腹泻并不常见。异常肝功能检测反映了严重的甲状腺功能亢进症所致的营养不良。

（5）眼睛：由交感张力增加而致上眼睑挛缩引起一些患者出现突眼症状。浸润性突眼是Graves

病的一部分，但仅有少数的 Graves 患者有突眼的临床证据，表现为突出、眼外肌增粗和纤维化引起的眼球运动受限和复视，眼睛发红，视神经受压或角膜炎能致盲。Graves 眼病常与甲状腺功能亢进症同时发生，但也可以是独立的过程，这种疾病是眶后的自身免疫炎症。这种罕见的突眼可在桥本甲状腺炎患者和正常甲状腺功能的人中出现，后者并无甲状腺疾病病史（正常甲状腺功能的 Graves 病）。

（6）皮肤：患者皮肤温暖、潮湿和柔软，有一种看起来很年轻的感觉。出汗的手掌很热。甲剥离（指甲从甲床处收缩）表明了甲状腺功能亢进症的长病程。Graves 病的皮肤病如胫骨前橘皮样增厚比较罕见。

（7）生殖系统：甲状腺功能亢进症损害女性生殖能力，可引起月经稀发。男性精子数量减少，可出现阳萎。出现男性乳房发育是由于雄激素向雌激素的外周转换增加，尽管总睾酮水平较高。甲状腺激素增加性激素结合蛋白，这样会引起总睾酮和雌二醇水平升高，而血清黄体生成素和卵泡刺激素可以增加或正常。

（8）代谢系统：体重减轻是常见的症状，特别在老年患者发展为食欲减退。一些青少年和青年人食欲猛增，表现为"狼吞虎咽"和体重增加。甲状腺激素引起产热增加，伴有轻度烦渴和出汗增加。许多患者描述为烦热，喜欢低温。糖尿病患者常需要增加胰岛素剂量。

（9）甲状腺：甲状腺通常增大，大小和密度取决于病理。高甲状腺功能的腺体血流增加可引起甲状腺杂音。

（五）Graves 病

Graves 病是一种自身免疫性疾病，占甲状腺功能亢进症中的 80%。在这种情况下，由于产生了针对甲状腺滤泡细胞上促甲状腺激素受体的抗体，并激活该受体，因此得名甲状腺刺激免疫球蛋白（TSI）或 TSH 受体抗体。TSI 的血清浓度大体可以提示与甲状腺功能亢进严重程度的相关性。TSI 的产生原因还不清楚，也存在着对其他甲状腺成分的抗体，特别是抗过氧化物酶抗体。

Graves 病是家族性的，但遗传学尚未建立。HLA-DR3 可增加患此病的风险，达 5 倍以上。

（六）甲状腺功能检测

甲状腺功能检测可分为两类：①需要认定是否为甲状腺功能亢进症；②甲状腺功能亢进症的病因。

1. 甲状腺功能检测

（1）几乎所有的甲状腺功能亢进症者中血清游离 T4 浓度或游离 T4 指数均升高。

（2）血清 T3 浓度、游离 T3 浓度和游离 T3 指数也升高。在小部分人群中（<5%），血清 T3 浓度或游离 T3 浓度升高，而游离 T4 浓度不升高，这种称为 T3 甲状腺毒症。

（3）血清 TSH 通常检测不出或亚正常（现有的高灵敏度方法检测）。2% 甲状腺功能正常的老年人可能 TSH 呈抑制状态。在甲状腺功能亢进的患者中出现正常或升高的血清 TSH 提示 TSH 诱导的甲状腺功能亢进，这种现象比较罕见。

（4）甲状腺碘（^{123}I 或 ^{131}I）在 4 小时、6 小时和 24 小时内的摄取率对于甲状腺激素产生增加的患者中是增强的，而对于腺体释放甲状腺激素的患者（肉芽肿性或淋巴细胞性甲状腺炎）中则降低。

2. 病因检测

（1）TSI（TSIgG）现在有可用的商业试剂作为活动的 Graves 病的标志物。如果是阳性可以确认甲状腺功能亢进是 Graves 病的结果。

（2）TSH 受体抗体测定患者的 IgG 与 TSH 受体结合，90%的活动性 Graves 患者是阳性，技术上比 TSIgG 测定容易。

（3）抗过氧化物酶抗体（抗微粒体抗体）Graves 患者（和桥本淋巴细胞性甲状腺炎）抗微粒体抗体是阳性，这样有助于鉴别 Graves 病和其他原因的甲状腺功能亢进症。

（4）甲状腺扫描可用于在有结节伴甲状腺功能亢进症的患者，用于确定：①是否有浓聚所有放射性碘和抑制正常腺体组织的自主高功能结节；②是否有多结节浓聚放射性碘；③结节是否为冷结节和在明显的结节之间是否存在高功能组织，这种鉴别对治疗很有价值。

（七）鉴别诊断

1. 甲状腺功能亢进症诊断的确立 对于体重减轻和高代谢特征的患者，甲状腺功能检测很敏感，因此甲状腺功能亢进症的诊断很简单。轻症病例可能较难诊断。轻度甲状腺功能亢进症患者血清 TSH 为亚正常，因此基于精细的临床特征的鉴别诊断的讨论是多余的。

2. 甲状腺炎 亚急性肉芽肿性甲状腺炎是一种不常见的疾病，这种疾病有病毒感染性疾病的特征，有发热和甲状腺疼痛及触痛的不适感。咽痛常常不甚严重，吞咽时疼痛可放射至耳部。甲状腺不规则，非常坚硬。病程可能从一个结节开始，逐步在几天内累及其他小叶。红细胞沉降率升高，抗甲状腺抗体通常为阴性，甲状腺摄碘率非常低。高甲状腺功能相持续几周，随后转换为几周的甲状腺功能减退，然后恢复。甲状腺压痛是疾病的特点。"无痛性甲状腺炎"的病例中可能不出现甲状腺压痛提示淋巴细胞性甲状腺炎。

甲状腺功能亢进症的特征是通常对 β-肾上腺素阻断药反应很好。普萘洛尔可用于减少心动过速，非甾体抗炎药或阿司匹林可有效减轻疼痛不适感和减少炎症及发热。几天内症状未改善的患者可给予泼尼松，每天 30~40mg，使用 10~14 天，然后逐渐减量，在 2~3 周后停药。

3. 淋巴细胞性甲状腺炎 淋巴细胞性甲状腺炎通常只占新发病例中的一小部分，为桥本甲状腺炎的变异，经常出现小而硬的结节，但是甲状腺可能不增大或增大为正常的 3 倍，通常不出现甲状腺压痛。与 Graves 病的鉴别在于淋巴细胞性甲状腺炎中的甲状腺摄取降低。出现 T4 水平增加是因为腺体"泄漏"甲状腺激素。T3/T4 比值比 Graves 病低是由于刺激的 Graves 病分泌更多的 T3，甲状腺抗过氧化物酶抗体为阳性。

伴有甲状腺功能亢进症的淋巴细胞性甲状腺炎常见于产后状态。高甲状腺功能阶段可持续 4~12 周，随之进入甲状腺功能减退阶段并持续几个月。8%的产后妇女会出现轻微亚临床症状，一般可恢复正常而不是永久的甲状腺功能减退。近 3/4 的伴有该疾病的产后妇女在再次妊娠时仍可复发。

在高甲状腺功能时，β-肾上腺素阻断药可以控制症状。抗甲状腺药物的应用可阻断甲状腺激素的合成，因此不适合使用。

4. 急性心理疾病 有报道称一些急性心理疾病的住院患者可出现短暂的血清 T4 和游离 T4 升高，50%的患者还有血清 T3 浓度增高，这种异常是自限性的，2 周后重复检测一般会恢复正常。这种现象是否由在患有心理疾病的过程中中枢释放 TSH 所致，目前仍不清楚。在确认这种疾病后进行血清 TSH 测定通常显示是抑制的而不是升高，但在疾病的早期，血清 TSH 水平表现为升高或不适当的正常而不是抑制。很少滥用安非他明的患者可出现血清 T4 升高而血清 TSH 不适当的正常。

5. 老年人的甲状腺功能亢进症　患甲状腺功能亢进症的老年人可能缺乏典型的临床特征。他们"淡漠的"甲状腺功能亢进症的临床特征为体重减轻、乏力、抑郁和冷漠。在研究中发现 20% 的老年甲状腺功能亢进症患者没有结节。房颤和心力衰竭比在年轻人中更常见，突眼和 Graves 眼病在老年人中并不常见。

（八）治疗

1. 药物

（1）一系列的抗甲状腺药物仍是治疗的重要药物。60 多年的用药经验已证实了丙硫氧嘧啶和甲巯咪唑治疗的有效性，这些药物通过抑制甲状腺过氧化物酶而阻断甲状腺激素的生物合成。除此之外，丙硫氧嘧啶（而不是甲巯咪唑）通过抑制 1 型脱碘酶来阻断外周的 T4 向 T3 转换。

①剂量：常用的日剂量是 300～600mg 丙硫氧嘧啶或 20～60mg 的甲巯咪唑，每 8 小时分别给予。所有药物在甲状腺浓聚。每天 1 次给予丙硫氧嘧啶的试验提示分次给予更为有效。对于健忘的患者，如果需要甲巯咪唑可以每天一次给予，因为它比丙硫氧嘧啶更为长效，不过起始治疗为每日 2 次可能更为有效。

②随访：患者应在治疗起始后每个月进行随访，测定对治疗的反应和调整药物剂量。当患者反应较好，剂量可减少为起始剂量的 1/3～1/2。维持治疗 1.5～2 年，因为有证据显示与仅治疗几个月为了控制甲状腺功能亢进症的患者相比，接受至少 18 个月治疗的患者更可能得到长期缓解。

③不良反应：这些药物的不良反应包括皮肤皮疹、风疹、关节痛、血清病、肝功能异常、血管炎和罕见的粒细胞缺乏症。

④预后：当完整结束整个治疗过程后，1/3 的患者会得到长期的缓解。复发常出现在停止治疗的第 1 年。对 20～25 年前应用抗甲状腺药物治疗的患者进行长期随访时发现一些患者发展为甲状腺功能减退，提示 Graves 患者会自然发生甲状腺破坏，可能是自身免疫性甲状腺炎的结果。

（2）β-肾上腺素阻断药：普萘洛尔通过阻断过多肾上腺素活性可快速改善甲状腺功能亢进症症状。它通过阻断 T4 向 T3 转换，同样适度降低血清 T3 浓度，这种作用可能不依赖受体作用。常用剂量是每 4～6 小时给予 20～40mg。剂量调整为可以降低心率为 70～80 次/min，当甲状腺功能亢进症控制后可以减量，当达到正常甲状腺功能后停药。

β-肾上腺素的有效阻断可消除心动过速、颤抖、焦虑、神经质和出汗，因此掩盖了临床症状，使得临床评估更为困难。

其他 β-肾上腺素阻断药有相同的作用。阿替洛尔是长效制剂，几乎很少引起沮丧（抑郁）。选择性 β-阻断药也不会引起血清 T3 浓度降低。

β-肾上腺素阻断药特别用于心动过速，条件是甲状腺毒症引起心动过速，心动过速又引起心力衰竭。哮喘和阻塞性肺疾病是肾上腺素阻断药应用的相对禁忌证。

甲状腺功能亢进症患者不应单独应用 β-肾上腺素阻断药治疗，因为这些药物对甲状腺无直接作用。

（3）其他药物

①无机碘：碘化钾饱和溶液，250mg（5 滴）每日 2 次，对大多数患者有效，但在 10 天内常发生作用逃逸，主要用于术前准备，因为碘可以固化甲状腺并减少其血管分布。目前很少应用该药物做最终治疗，若需要碘化钠可以静脉给药。

②碘泊酸钠和碘番酸：放射性造影剂碘泊酸钠和碘番酸是外周 T4 向 T3 转换的潜在抑制药。另外，在这些药物中的碘可被甲状腺脱碘摄取从而抑制甲状腺中的激素释放。每日 1g 碘泊酸钠通常在 24~48 小时引起血清 T3 奇迹般地下降，这种作用可以持续 7~14 天，遗憾的是这些药物现已不用。

③糖皮质激素：大剂量的糖皮质激素，如每天 8mg 地塞米松可以减少甲状腺激素的分泌，机制目前还不清楚，也可抑制外周 T4 向 T3 转换。2~3 周的激素治疗可用于严重的甲状腺功能亢进症患者的治疗。

2. 放射性碘-131I　131I 是用于年龄>60 岁的甲状腺功能亢进症患者的最终治疗方案，因其有效且简单。常用剂量为 5~15mGi（185~555MBq），释放浓度 80~120mGi/g 估计的甲状腺重量，用 24 小时甲状腺摄碘率校正，这样的剂量到达甲状腺为 5000~15000rad（50~150Gy）。在近年，应用最大剂量成为一种趋势以达到最大缓解甲状腺功能亢进症。131I 治疗使大多数患者在超过 6 个月后逐渐恢复到正常甲状腺功能状态。在 10 天内服用抗甲状腺药物的患者应增加 25%剂量。

（1）对于一些患者，131I 治疗几乎没有改善其症状，在另一些人中则会发生永久的甲状腺功能减退症。在治疗后前几个月内出现甲状腺功能减退是短暂的。当患者从甲状腺功能亢进转为甲状腺功能减退时，通常产生明显的症状。一般对所有甲状腺功能减退的患者进行 T4 治疗，常规替代剂量应用 1 年，然后减少剂量短期试验确定是否为永久性的甲状腺功能减退症。甲状腺功能减退发生于治疗半年以后，超过 50%的人在 1 年后发生甲状腺功能减退症，以每年 2%~4%的比例增加。强调每年对接受 131I 治疗的患者评估甲状腺功能减退。1/4 的患者需要再次进行 131I 剂量，但很少需要 3 次或更多次剂量。目前还不清楚这些患者对放射性碘抵抗的原因。

（2）131I 治疗可引起腺体的激素急性释放，导致 1/15 患者的血清 T4 和 T3 浓度显著增加，常在给予 131I 后 5~10 天发生，可能伴有症状恶化。因为存在 131I 治疗后的潜在的症状恶化，一般不主张在严重甲状腺功能亢进症的患者中应用 131I 治疗，需等到应用抗甲状腺药物控制疾病后再用。在给予 131I 前必须停用抗甲状腺药物 1~2 天，这样抗甲状腺药物将不会干扰治疗剂量的储存，也可在 2~3 天后重新开始治疗。

（3）因为 131I 治疗甲状腺功能亢进症具有不确定性，医生更愿意在中年和老年人中先应用抗甲状腺药物治疗 3~12 个月控制症状。当患者每天用很小剂量的药物时，如 50mg 丙硫氧嘧啶或 5mg 甲巯咪唑，出现甲状腺功能减退或正常甲状腺功能会停用抗甲状腺药物。对于年轻患者一般不给予第 2 次剂量，直到在 131I 治疗 1 年后，目的是让 131I 充分发挥作用并减少甲状腺功能减退的可能性，因此避免不必要的二次给予 131I。不过，如果其他患者仍存在甲状腺功能亢进，可在 3 个月后再次给予 131I 治疗。在有并发症的老年患者中，如果甲状腺功能亢进症仍没有治愈，在第 1 次剂量后的 4 个月或更久给予附加的 131I 剂量。不主张在年轻人和儿童中使用 131I，由于放射物具有潜在致肿瘤作用。对患者进行 30 多年的仔细随访显示并未增加甲状腺肿瘤、白血病或接受该治疗的甲状腺功能亢进症妊娠妇女的婴儿出生缺陷的风险，所以关于不能用于低于 25 岁患者的质疑似乎没有根据。放射性碘-131I 可以用于治疗甲状腺功能亢进症的青少年。

3. 外科甲状腺切除术

（1）术前准备。甲状腺次全切除术是有效的治疗手段，已有 80 多年的历史。最好在患者恢复体重和良好的身体状态后进行治疗，因此，这些患者应首先用抗甲状腺药物治疗数个月。在手术前加用7～10天无机碘，减少腺体的血管分布。患者也可以短期单独应用大剂量的β阻断药作为手术准备，用来控制甲状腺功能亢进症的一些症状和心血管作用，但不能逆转代谢状态。在一些情况下也可进行手术切除，如患者不能服用抗甲状腺药物或其甲状腺功能亢进症比较轻微。

（2）并发症。甲状腺次全切除术的并发症包括：甲状腺功能减退（25%）、持续存在的或复发的甲状腺功能亢进症（10%）、甲状旁腺功能减退（1%）、喉返神经麻痹（1%）、伤口感染和瘢痕。由于这些并发症的出现，因此外科手术治疗应在特殊情况下进行，如抗甲状腺药物不良反应、不愿服用 [131]I、多结节性甲状腺肿引起气道或食管的阻塞或与甲状旁腺功能亢进症并存。此外，目前手术治疗的经济费用可能比权威的药物治疗或 [131]I 高。

4. 治疗的选择　优先选择应用抗甲状腺药物作为大多数患者的主要治疗，特别是年轻人和中年人，主要优点是治疗是可逆的且不破坏甲状腺组织。对于老年人和有心血管疾病或并发症的患者，可优先选择 [131]I，因为这种治疗更可能永久治愈甲状腺功能亢进症。[131]I 的主要缺点是甲状腺功能减退的发生率较高。在美国，[131]I 已成为最常用的甲状腺功能亢进症治疗的方法。外科手术在先前提到的特殊情况下仍然保留。

（九）妊娠甲状腺功能亢进

1. 发生率　Graves 病常在女性育龄期间发生，0.1%的孕妇可合并患病，这是因为严重的甲状腺功能亢进症可能影响生育，所以不经常出现妊娠甲状腺功能亢进。更常见的是甲状腺功能亢进症患者服用药物后改善了生育力，继而可以妊娠。为避免这种情况，服用抗甲状腺药物的年轻甲状腺功能亢进症妇女应采取避孕措施。在很多病例中，妊娠剧吐与轻微的甲状腺功能亢进症相关。这是高 h c g 浓度的结果，这种疾病是自限性的，当剧吐缓解后消失。

2. 治疗　抗甲状腺药物和手术均可选择。

（1）[131]I 从来未被用于已经妊娠的妇女，因为 [131]I 可通过胎盘在妊娠10周后浓聚在胎儿的甲状腺，导致呆小症。

（2）相对于甲巯咪唑，丙硫氧嘧啶（PTU）通过胎盘的量更低，因此 PTU 是优先选择的药物。此外，甲巯咪唑与罕见的皮肤发育不全和更严重的胚胎病相关。为避免胎儿甲状腺功能减退，PTU 的剂量应调整为最小必需量，维持近正常甲状腺功能状态，血清 T4 在正常值的上限，因为在妊娠期间 T4 可以轻微升高。年轻的孕妇能很好地耐受轻度的高甲状腺功能。

（3）如果需要，外科甲状腺切除术最好在妊娠早期或妊娠中期进行，因为一般在妊娠晚期进行手术可诱发早产。

3. 结果　80%～90%经充分治疗的甲状腺功能亢进妇女可有正常的妊娠。早产和自然流产的发生率并不高于没有甲状腺功能亢进的妊娠妇女。

4. 新生儿　新生儿可以发生甲状腺功能亢进症，因为 Graves TSI 可通过胎盘传送到达胎儿而发病。母亲应用抗甲状腺药物可以控制胎儿的甲状腺功能亢进症，但同样可以引起甲状腺肿和甲状腺功能减退，因此对于 Graves 病母亲的新生儿应考虑到这一点。目前建议测定 Graves 病孕妇的 TSH 受体抗体作为新生儿甲状腺功能亢进是否需要治疗的指标。

（十）甲状腺功能亢进危象

1. 临床特征 甲状腺功能亢进危象是甲状腺毒症失代偿的危险状态。患者有心动过速、发热、兴奋、精神不安和（或）腹泻，是由于长期忽视的严重甲状腺功能亢进并发其他疾病如肠胃炎、肺炎或急诊手术所致。

2. 治疗 治疗是多方面的，包括相应的支持措施，如液体与电解质和相应抗生素的应用。针对甲状腺功能亢进症的治疗包括以下方面。

（1）需要鼻饲大剂量抗甲状腺药物（首剂600mg丙硫氧嘧啶或60mg甲巯咪唑，随后每6小时半量）。

（2）碘化钠，每天1g持续2周，或口服碘（0.5mL碘化钾饱和溶液，每天2次）或静脉给药（1g碘化钠）。

（3）心电监测下大剂量口服普萘洛尔（每4~6小时给予40~80mg）或每5分钟小剂量静脉注射1mg直至10mg，以减慢心率。或艾司洛尔静脉注射每分钟250~500μg/kg，负荷剂量，随后每分钟50μg/kg给予4分钟，应用心电监护，在心电监护下以该剂量维持输入。

（4）地塞米松，每天4~8mg，除非严重感染的禁忌证，接受所有或几种前述的共同治疗，患者经常在几天内有明显的改善。

（十一）Graves眼病

1. 临床特征 25%的Graves甲状腺功能亢进症的患者深受Graves眼病（眼病）的影响，而在桥本甲状腺炎患者或没有明显自身免疫甲状腺疾病患者中很罕见，仅1%~5%的Graves病患者有明显的眼病。主要症状是眼球突出、球结膜红肿、眼球不适、复视和眶周水肿。眶周CT扫描显示增厚的眼肌挤压在视神经，使视力受损。发病机制是细胞因子诱导球后炎症的结果。有证据显示，TSH受体可能作为眼球抗原在诱发这种疾病中起着重要作用。

2. 治疗 目前没有完全满意的治疗，幸运的是大部分患者可自发改善，即使不能完全解决。对于有严重表现的患者应用大剂量的糖皮质激素，可有效减少炎症。患者应该咨询眼科医生，通过有经验的眼科医生在状态稳定后进行眼眶减压，这种稳定状态需6~24个月。甲状腺全切除术可改善这种状态。

[131]I治疗可引起Graves眼病恶化，因此需等眼睛状态稳定后才能进行[131]I治疗。

第五节 甲状腺肿瘤

一、概述

1. 甲状腺结节的流行病学

（1）在氟明汉人口研究中，一生发生明显的甲状腺结节的风险估计是5%~10%，这个数字基于前瞻性随访了超过5000位患者，男女比例为1:5。在一项意大利的没有明显甲状腺疾病人群的超声调查中，在年龄>60岁的人群中有40%，而<60岁的人群中有25%可以检测到结节。3/4的

结节<10mm，仅7%为20mm或更大，这些结节患者的男女比例为1:1.4。在美国的大型尸检数据中，50%的无甲状腺疾病史的人有散在的结节，其中35%的人的结节直径>2cm。早期的研究报道单结节比多结节的甲状腺癌的发生率高。然而近来在波士顿2000人的研究中发现，当活检时的所有结节>1cm时，单结节和多结节的甲状腺癌的发生率是相同的。

（2）在美国，每年有30000例新发的甲状腺癌，占所有新发癌症的2.2%。甲状腺癌的病死率是所有癌症死亡率的0.3%。过去20年，甲状腺癌的病死率增加是因为诊断技术的提高。

2. 分类 几乎所有甲状腺腺体（良性和恶性肿瘤、胶性甲状腺肿、炎症过程、发育畸形、先天性代谢缺陷或出血）的任何病理过程都能表现为甲状腺结节。

二、甲状腺结节的评估

1. 临床评估 尽管甲状腺结节更常见于女性，但在男性甲状腺结节病变为恶性的可能性高于女性。儿童时期放射性暴露史是重要的，因为在接受放射治疗良性病变的患者，例如扁桃体炎、痤疮、头癣、脓疱病、鼻窦炎或增大的胸腺，几年后可以发展为甲状腺腺瘤或癌。

甲状腺癌的家族史提示家族性乳头状甲状腺癌或家族性甲状腺髓样癌作为2型多发内分泌肿瘤（MEN）的组成之一。家族性乳头状甲状腺癌比家族性甲状腺髓样癌更为常见，家族中结节病史提示良性疾病。

颈部检查区分单结节和多结节是有限的。在50%的临床触诊为单结节的患者中，通过超声或病理检查发现该结节为多结节中的优势结节。

更多甲状腺结节不引起症状。疼痛可以发生于先前存在的胶性结节或良性肿瘤中的出血。目前大多数结节是在颈部超声、CT扫描或颈部磁共振成像（MRI）时顺便发现的。

下列临床特征高度提示恶性甲状腺损害：①现有结节的迅速扩大；②质地坚硬的损害；③压迫邻近组织；④周边组织的固定结节；⑤阻塞症状；⑥吞咽困难；⑦声带麻痹表现为嘶哑；⑧出现增大的颈部淋巴结（在儿童中高度怀疑）。

几乎所有这些症状或特征同样与已证实的良性损害相关，所以这些症状仅提示但是表明需要进行病理诊断。

2. 诊断流程 甲状腺功能的实验室评估在决定结节为良、恶性时是有帮助的。

（1）甲状腺功能检测。几乎所有的甲状腺癌或良性结节的患者都是正常甲状腺功能。在甲状腺结节的患者中出现异常的甲状腺功能检测结果虽然不能排除甲状腺癌，但可以确定甲状腺癌的可能性很小。在结节性甲状腺肿中低的血清甲状腺刺激激素（TSH）浓度提示可能是自主功能腺瘤或毒性多结节性甲状腺肿。升高的抗过氧化物酶抗体和抗甲状腺球蛋白抗体滴度提示是伴有结节的淋巴细胞性甲状腺炎。血清甲状腺球蛋白水平在区别良性和恶性结节时是没有用处的，因为在任何甲状腺肿疾病中其都是升高的。

（2）甲状腺超声是一种非创伤性检查，可以鉴别囊性和实性病变。常规用于引导细针穿刺活检。甲状腺超声检查法可以鉴别无法触及的实性和囊性的直径为0.2mm的结节。超声特征提示恶性诊断的特点是在实性结节中的低回声，沙砾样钙化和结节内血管分布。

（3）细针穿刺（FNA）活检。细针穿刺活检是最重要的诊断技术。这种技术是通过细针（23～27 gauge）从甲状腺组织抽吸细胞。这种技术有许多变化，通常在超声引导下进行。FNA可以可靠地确定甲状腺结节细胞学，是诊断恶性病变的最有效方法。对经验丰富的操作者来说这个过程是安全的，精确性、敏感性和特异性均为90%。随着 FNA 成为常用诊断手段，需要外科手术的患者数量减少了40%以上。FNA 活检应该为直径>1cm 的实性结节、囊实性结节>2.0cm、含有实性成分的大囊性结节中和有近期生长的结节上进行。

FNA 活检结果分为4类：①良性；②可疑（包括抽出物有甲状腺癌的特征但不能做出结论）；③恶性；④不足的。在甲状腺结节的大量 FNA 活检结果中，良性细胞有69%（主要是胶性甲状腺肿），恶性细胞占3.5%，可疑细胞占10%，不足的占17%。可疑种类由不同的滤泡状新生物组成，但滤泡状腺瘤更为常见，是滤泡状癌的10倍。不典型细胞核的出现可能有44%的恶性发生率，没有不典型核提示良性病变。那些不能诊断或"不足的"细胞学诊断的患者应该重复活检。大部分重复的 FNA 结节都可以获得足够的标本。

（4）^{123}I 或 ^{131}I 放射性扫描。通过放射扫描，结节可以分为高功能（"热"）结节，无功能（"冷"）结节，或正常功能（"温"）结节。更多的研究显示，热结节很少是恶性病变。冷结节的发现相对是低敏感的，因为大部分良性和恶性孤立甲状腺结节与邻近正常甲状腺组织相比表现为冷结节。因此，放射扫描不建议作为甲状腺结节的首选评估手段。被 FNA 活检为滤泡状病变的甲状腺结节患者应该进行放射扫描；热的或功能性的结节很少是恶性的。

（5）血清降钙素测定是甲状腺髓样癌手术诊断的极好的标记，特别是应用五肽胃泌素（目前在美国不能使用）静脉注射 0.5μg/kg 3~5 分钟，或输注钙剂后，降钙素能升高。血清降钙素应该在2型家族性多发性内分泌肿瘤（MEN$_2$）的亲属中测定。然而，降钙素水平可以在桥本甲状腺炎和其他良性甲状腺疾病、神经内分泌肿瘤、肺、克罗恩病、乳腺和前列腺癌中升高。在伴有甲状腺结节的患者中常规测定降钙素的一些研究中，髓样癌的发生率为0.3%~1.4%。50%的患者出现假阳性，降钙素基线水平升高。目前，该检查项目没有作为甲状腺结节评估的常规项目。

（6）正电子发射 X 线断层（PET）扫描。用氟脱氧葡萄糖的 PET 扫描对复发的甲状腺癌的定位是有帮助的，但对鉴别良性和恶性甲状腺结节可能没有帮助。

三、甲状腺结节的治疗

1. 非手术治疗　大部分甲状腺结节是良性的，可以随访观察或在一些患者中应用甲状腺激素抑制治疗，甲状腺结节也可以自发消退。甲状腺激素抑制治疗基于 TSH 是结的生长因子的假设，治疗的目的是使血清 TSH 降低在正常值范围的低值。L-甲状腺素抑制治疗可以用于结节的治疗，经过几个月的观察并不能使结节缩小。这种治疗良性甲状腺结节的方法因为一些研究的失败而受到挑战，这些研究显示结节大小明显缩小，但关注到骨密度减低或引发房颤，特别是老年人。几个对照研究显示 1/4 的单结节人群的结节缩小超过 50%，通常患者每 3~6 个月进行触诊随访。每年可以进行1次超声检查评估结节的生长或缩小，不幸的是治疗必须持续数年以阻止结节的生长。

2. 手术治疗　甲状腺切除术的范围从叶切除术到近全切除术。甲状腺结节移除的标志是：①发生恶性或可疑病变（滤泡状腺瘤和 Hurthle 细胞腺瘤应该认为是可疑的）；②当结节或甲状腺肿引起周围结构的压迫，引起吞咽困难，发声困难或呼吸问题；③整容原因。

3. 良性结节的术后管理　在术后阶段，经常给患者服用甲状腺素（T4）以防止结节的复发或甲状腺肿的形成。应给予的 L-甲状腺素剂量是使得血清 TSH 水平为正常值的低限。

四、甲状腺癌

1. 分类和特征 甲状腺癌分为五种主要类型：乳头状、滤泡状、髓样癌、未分化癌和甲状腺淋巴瘤。大多数甲状腺癌生长缓慢超过数年，但有少数为侵袭性的，为高病死率。老年人与年轻人相比，甲状腺癌在临床上更具有侵袭性。这在分化型甲状腺癌（乳头状和滤泡状）的 TNM 分级中可以反映出来。

（1）乳头状甲状腺癌在所有甲状腺癌中所占比例超过 80%。这时期依赖于患者首次诊断时的年龄、原发病变的大小、局部浸润和转移的程度。肿瘤趋向侵袭淋巴组织和转移至局部淋巴结于肺组织。大多数乳头状甲状腺癌含有 1~2 个癌基因：BRAF V600E 突变或 RET/PTC1 重排。BRAF V600E 与预后不好相关。

（2）滤泡状甲状腺癌在美国甲状腺癌人群中占 10%，在碘缺乏地区更为常见。滤泡状癌比乳头状癌侵袭性稍强。很少见侵袭颈部淋巴结，但远处转移比乳头状癌更常见。Hurthle 细胞癌是滤泡状癌的更致命的变异。

（3）甲状腺髓样癌占甲状腺癌的 2%~4%，起源于分泌降钙素细胞或滤泡旁细胞。血清降钙素水平升高确定诊断，与肿瘤块相关。20% 是家族性肿瘤，并与其他内分泌腺瘤相关（MEN 2A 型或 2B 型）。在 10 号染色体上 ret 原癌基因的点突变的识别提高了在可疑家族成员中早期和潜在的可医治阶段检测该腺瘤的能力，治疗方法是以中央结节为中心的甲状腺全切术。

（4）甲状腺未分化癌，最具有侵袭性和致命性的肿瘤，在所有甲状腺癌中仅占 2%。甲状腺未分化癌常起源于分化良好的甲状腺癌。3/4 的患者年龄>60 岁，颈部检查经常表现为固定的，较大的坚硬包块。手术切除常常是禁忌的，除非肿瘤在初始阶段，可以进行气管切开避免这种快速生长肿瘤引起的窒息。这种疾病常采用外照射治疗或化疗或两者联合。12 个月内病死率超过 80%。

（5）甲状腺淋巴瘤占甲状腺恶性肿瘤的 1%，经常在慢性淋巴细胞甲状腺炎的背景上发展而来，肿瘤起源于 B 淋巴细胞。患者常为年龄>60 岁的女性，有很长的桥本甲状腺炎的病史，表现为快速增大的甲状腺包块。患者可以主诉颈部压迫感，甲状腺的局部肿胀、嘶哑和吞咽困难。细针穿刺活检可以提示诊断，但确定诊断通常要开放性活检。治疗应用外照射和 4~6 个疗程的化疗，经常可以得到永久缓解。

2. 乳头状和滤泡状癌的治疗

（1）外科手术切除。为了鉴别肿瘤，进行甲状腺近全切或全切术。甲状腺全切除术可引起更多并发症，如喉神经损伤和甲状旁腺功能减退。淋巴结切除取决于手术发现。

（2）放射性 ^{131}I 对残余甲状腺组织的消融治疗。去除外科残余甲状腺组织可以改善更广泛病变的患者的预后。然而对较小病变如 1cm 的局限的乳头状甲状腺癌没有益处。术后 1.5~3 个月给予治疗，必须在停用甲状腺激素后。患者可以应用三碘甲状腺原氨酸（T3 25μg 每天 2 次）4~8 周；然后 T3 停用 2 周，这期间患者为低碘饮食。在去除剂量之前的常规诊断性扫描已经停用，因为大量的诊断扫描可能损害了治疗剂量的摄取。切除剂量为 30~100mCi，在去除剂量后的 7~10 天，患者行治疗后扫描，有时可以显示甲状腺外疾病。

（3）左甲状腺素对 TSH 的抑制。甲状腺素的抑制剂量是在甲状腺切除术后给予，以减少甲状腺癌的复发率。TSH 刺激甲状腺肿瘤产生 TSH 受体。甲状腺素的剂量应该调整至保持 TSH 抑制,但不引起临床甲状腺毒症,抑制的程度应基于患者的状态。在预后良好的患者中,TSH 应抑制到轻度亚正常状态。预后不良的患者 TSH 抑制到<0.1mU/L 而不发生临床甲状腺毒症,应该安全地做好这些。

(4) 转移性或复发肿瘤。对于可以外科手术的转移或复发肿瘤,外科手术切除仍是最好选择。放射性 131I 是远处转移肿瘤治疗的首要治疗方法。如果肿瘤不能浓聚碘,外照射可能是有效的。

(5) 常规随访

血清甲状腺球蛋白:患者每 3~6 个月进行随访做出临床评估,测定 TSH 血清甲状腺球蛋白和颈部超声,偶尔可做放射性扫描。在甲状腺缺如的情况下,血清中不能检测到甲状腺球蛋白;可测的甲状腺球蛋白提示存在甲状腺组织,可以是分化的甲状腺癌或是存在的正常组织。左甲状腺素抑制治疗后,甲状腺球蛋白水平>1~2ng/mL 被认为是异常的。TSH 刺激的血清甲状腺球蛋白在评估复发方面比放射性扫描更为敏感。不幸的是,甲状腺球蛋白抗体仅在 10%~20% 的患者中出现,干扰了测定和使其不能作为判定指标。

应用重组的 TSH 注射进行 131I 扫描:重组 TSH(Thyrogen)允许患者仍在服用左甲状腺素时进行 131I 扫描。当前的通用流程是星期一和星期二给予肌内注射 0.9mg Thyrogen;星期三给患者 4mCi131I;星期五检测患者血清 Tg 水平和进行全身扫描。如果在 Thyrogen 刺激后扫描是阴性的,患者血清 Tg 水平仍然很低,认为患者是无复发或转移。Thyrogen 的费用贵,但它的应用可以避免甲状腺功能减退的症状。

超声:每年的颈部超声有助于检测是否有淋巴结的转移。异常的淋巴结或包块可以在超声引导下进行细针穿刺。在活检中测定甲状腺球蛋白是组织学评估的有用的辅助方法。

第六节 新生儿甲状腺疾病及筛查

由于甲状腺激素对于胎儿的生长和婴儿中枢神经系统以及生命最初 3 年的发育至关重要,因此甲状腺激素在生命中对正常人体代谢很重要。缺乏充足的甲状腺激素可导致智力障碍和其他神经后遗症。因为大多数甲状腺功能减退的病例是散发的,所以大多数的先天性甲状腺功能减退不会被遗传,因此无法判别先天性甲状腺功能减退高风险的孕妇是否会遗传给婴儿。尽管胎儿脐带血抽取技术已有所发展,但目前仍缺乏胎儿甲状腺功能减退的可靠检测方法。此外,先天性甲状腺功能减退临床表现常常轻微或者非特异,甚至不存在,所以在新生人群中很难诊断,而且治疗起来比较困难。基于上述原因,新生儿筛查计划包含先天性甲状腺功能减退的检测,利用精确的放免法,在婴儿出生的最初几周内、出现临床表现前使得诊断和治疗甲状腺功能减退成为可能。新生儿筛查率为 1:3000~1:4000。大部分的先天性甲状腺功能减退是胚胎缺陷的结果。

一、胎儿甲状腺生理

1. 胎儿甲状腺发育

胎儿甲状腺在妊娠最初的 4~8 周由胚胎时期咽底正中部的内胚层组织向下发育至甲状腺软骨上。在妊娠 7 周可辨认甲状腺的双叶形状。甲状腺球蛋白是最早的甲状腺功能标志,产生于妊娠第

8周。第10周甲状腺可以吸收碘，直到妊娠第12周，甲状腺激素分泌出现和组织学上可见储存激素的胶体。从妊娠12周到36周，胎儿促甲状腺激素（TSH）、甲状腺结合球蛋白（TBG）和游离甲状腺素（T4）浓度逐渐升高至成年人水平，胎儿血清三碘化甲状腺素（T3）的升高很少，主要是因为胎盘作用结果和胎儿脱碘T4转化成反T3。

2. 母婴甲状腺关系

（1）一部分母体甲状腺激素通过胎盘，浓度占足月婴儿血清T4的25%～33%。因此，母体甲状腺激素在正常胎儿下丘脑-垂体-甲状腺轴初始发育至成熟扮演了重要角色。证据表明，母体甲状腺激素能部分保护甲状腺功能减退胎儿直到分娩但不能使胎儿血清T4正常化。此外，胎儿大脑5'-脱碘酶活性增加也通过增加T4向T3转化而提供保护作用。

（2）甲状腺功能减退妇女（0.3%的孕妇）有不排卵的可能，如果妊娠自发性的流产率接近50%，应用T4替代治疗能预防上述情况。妊娠期间，母亲甲状腺功能减退可能对胎儿的神经发育有不良影响。在一项研究中，母亲TSH升高（发生频率1/400）的子女IQ在103，对照组的IQ为107。在另一项研究中，母亲T4浓度低于5%的子女（PDI=86）的精神发育指数较正常组（PDI=100）低14。

3. 胎儿甲状腺功能减退的治疗

很少在妊娠期间发现胎儿患有甲状腺功能减退症，可发生于家族甲状腺合成障碍、母亲患有甲状腺自身免疫性疾病、母亲患Graves病接受抗甲状腺药物治疗的，或者孕妇因疏忽而接受放射性碘（RIA）治疗的。胎儿甲状腺功能减退可通过胎血检查证明。因母亲Graves而导致胎儿甲状腺功能减退可通过减少或停止抗甲状腺药物的治疗来控制。对于严重胎儿甲状腺功能减退，特别是孕晚期发现的，可在羊膜内注射左甲状腺素，每周250～500μg，直到出生，结果显示可快速减少胎儿甲状腺肿大小，脐血T4和TSH浓度恢复正常。

二、新生儿甲状腺生理学

1. 婴儿期

（1）出生时甲状腺的变化：出生后甲状腺功能在很短的时间内发生了很大的变化。产后30分钟内血清TSH浓度呈现快速升高至80μU/mL，主要是因为出生过程的应激和脐带的结扎。在出生后第1周，血清TSH浓度逐渐降低至<10μU/mL。

（2）出生6周后甲状腺的功能：由于TSH快速升高刺激血清T4、游离T4和T3浓度升至甲状腺功能亢进范围。数周后血清T4和T3浓度逐渐降低。

2. 早产儿

（1）出生时甲状腺的变化：早产儿TSH急剧减少，最高浓度为50mU/L。脐血T4、游离T4和T3浓度较足月儿低，直接与孕龄、出生体重等成比例。

（2）出生后甲状腺的功能：早产儿甲状腺的变化与足月儿相比质量相似但数量少。极低体重儿血清T4和T3浓度也许会降至最初发育的水平，降低有多重因素，包括下丘脑-垂体-甲状腺轴不成熟、缺乏母体的甲状腺素作用和非甲状腺疾病样的改变。

（3）早产儿低甲状腺素血症、发病率和神经预后。许多研究发现，早产儿的发病率和病死率与血清T4降低有关，但这些研究未能确定因果。同时，许多研究显示很多甲状腺素治疗后有所改善，而对照试验表明无效。总之，甲状腺素治疗不影响IQ，尽管荷兰的一项研究表明，<27周亚组的早

产儿可能从甲状腺素治疗中获益。

3. 先天性甲状腺功能减退的神经系统结果

（1）病理生理学：甲状腺激素刺激胎儿成神经细胞的增殖和迁移、轴索和树突的发展、少突胶质细胞的分化和髓鞘形成。动物研究已表明，核甲状腺素受体同时存在于脑神经元和神经胶质成分中，甲状腺功能减退导致髓鞘蛋白基因表达的延迟。

（2）IQ：许多研究提示此病诊断和治疗的年龄与日后智力水平成反比。即使出生后3个月开始治疗，平均IQ为89。尽管存在个体差异，诊断越晚则IQ越低。一项研究发现，智力障碍患者的甲状腺功能减退发病率为5%。

（3）其他神经系统后遗症：除了认知功能异常，还表现为异常的音调、步态、协调、语音、听力和视力。为试图预防神经发育迟滞和神经后遗症，制定出筛查计划，包括在出生后几周内对先天性甲状腺功能减退婴儿进行诊断和治疗。

三、先天性甲状腺功能减退筛查计划

在美国、加拿大、西欧、以色列、日本、澳大利亚和新西兰，甲状腺功能减退筛查已被列为常规，墨西哥及许多东欧、拉丁美洲、南美洲、亚洲和非洲国家已发展或建立甲状腺功能减退筛查。世界范围内在1.3亿出生人口中，20%～25%（2500万～3000万婴儿）接受先天性甲状腺功能减退筛查。

1. 筛查方法

（1）初级T4-TSH检测

①T4滤纸检测可应用于所有婴儿；T4水平低于参考值的婴儿中有10%进行TSH测定。在一项加利福尼亚的报道中，80%的患儿血清T4值<7μU/dL（<90nmol/L），20%为7～12μU/mL（90～154nmol/L），67% TSH值>100μU/mL，88%在50μU/mL以上，但12% TSH值在20～50μU/mL。原发性甲状腺功能减退的发病率是1/4000～1/3000。

②如果筛查结果显示T4低而TSH不升高，则可能检测出是否患有甲状腺功能减退、TSH延迟、下丘脑-垂体性甲状腺功能减退和TBG缺乏。这一方法也许造成了亚临床甲状腺功能减退（T4正常，TSH升高）婴儿的漏诊。T4-TSH检测有较高的召回率为2%，意味着检出1个甲状腺功能减退的婴儿，有8个婴儿需复查。尽管这个项目想要转为初筛TSH检测方法来减少召回率，但出生<24小时的婴儿的TSH水平超过50μU/mL，因此有难度。TSH筛查计划之所以成功是因为通过获取血样标本，根据患者年龄校正了TSH的参考值。

（2）初筛TSH。加拿大、欧洲、日本和澳大利亚的许多筛查计划采用初筛TSH方法，在美国有50%筛查计划转为初筛TSH检测。此方法的检出率略高，为1/3000，可能有助于鉴别婴儿亚临床甲状腺功能减退和一过性高促甲状腺激素血症。初始TSH筛查方法不能鉴别原发性甲状腺功能减退和TSH延迟升高、下丘脑-垂体性甲状腺功能减退或TBG缺乏。召回率略低，为0.05%。

（3）同步T4和TSH。2000年，美国5个州和波多黎各进行同步T4和TSH检测。这一筛查方法很可能检测上述所有的甲状腺紊乱，人们期待这一检测方法的检测率更高。

（4）两个时期的样本收集：对美国10个州的新生儿（占美国20%）进行了筛查，收集两个时

期的样本，即出生的最初5天和随后（通常是2~6周）的复查。这个计划采用T4-TSH方法。在第2次筛查中检测出10%的病例（1/30000）。此计划意在筛查出更多TSH延迟升高的亚临床甲状腺功能减退婴儿。许多筛查研究已经制定"任意"第2次样本收集计划，特别是TSH升高延迟的高风险新生儿。

2．筛查计划结果

全球范围内先天性甲状腺功能减退筛查结果。

甲状腺扫描显示：不发育/发育不全为30%；异位腺体占60%，腺体肿大（很可能激素合成障碍）占10%。在美国一过性原发性甲状腺功能减退的发生率为1/50000，这在欧洲更普遍，各地发生率为1/8000~1/200。在碘缺乏地方呈高发趋势，多源于母亲，因此胎儿碘缺乏。在美国，暂时性的病例是由母亲自身免疫性甲状腺疾病TRABb通过胎盘而致，或胎儿暴露在母亲治疗Graves病所用的抗甲状腺药物下，或者胎儿和新生儿暴露于过量碘中，如在羊水胎儿造影或使用碘消毒剂。

3．不典型的筛查结果

（1）低T4无TSH升高：在T4初始TSH筛查项目中，存在一定百分比的婴儿表现为T4无TSH升高。绝大多数婴儿为正常，所以多数项目选择仅对T4低TSH升高的婴儿进行随访，包括以下情形：

①早产儿和其他的低体重出生婴儿：他们占正常出生人群的5%，表现为总T4浓度低，但血清TSH水平正常；游离T4水平正常。若不治疗，总T4浓度会升高到正常范围。由于早产儿和低体重出生儿T4低TSH高是原发甲状腺功能减退的标志，需要甲状腺素治疗。

②非甲状腺疾病：急性或慢性疾病可导致甲状腺激素浓度减少；这种非甲状腺疾病综合征的特征是T4或T3浓度低，游离T4浓度可低、正常或高，rT3增高和TSH浓度正常。非甲状腺疾病经治疗后甲状腺功能可逆转恢复正常。这可以用来解释为什么早产或者其他低体重出生儿血清总T4和游离T4水平低。

③延迟TSH升高：通过血清研究，许多婴儿起初T4低而TSH浓度不升高，但随后的筛查检测发现T4低而TSH浓度升高。这些病例并不常见，新生儿的发生率为1/30000，更多出现于早产或急性病婴儿，可能是由于下丘脑-垂体-甲状腺轴发育延迟。

④下丘脑-垂体甲状腺功能减退。

⑤TBG缺乏。

（2）正常T4合并TSH升高

亚临床甲状腺功能减退：正常T4合并TSH浓度升高的婴儿大多通过初始TSH筛查计划而发现，也可通过由于滤纸T4低和TSH升高进行T4-TSH跟踪而发现，血清检测结果证实T4正常和TSH浓度升高。在这些病例中，甲状腺扫描通常显示残余甲状腺组织。

一过性甲状腺功能减退：在日本18000名婴儿中有1名存在一过性甲状腺功能减退，伴有正常的T4和T3浓度，数月至数年后消失，但这一现象的机制尚不明确。

四、流行病学

1．**发生率** 新生儿筛查项目的甲状腺功能减退检出率为1/4000~1/3000。

2．**遗传** 85%的先天性甲状腺功能减退为散发型和15%为遗传型。遗传型多继发于甲状腺激素合成、分泌或利用出现先天缺陷，但是也可能是调节甲状腺组织发育的转录因子发生罕见的突变所致。家族性病例发生于患有自身免疫性甲状腺疾病和 TRABb 转运母亲所生的婴儿。

（1）几乎所有的筛查项目均报道女性的易感性，男女比例为 1:2。最近一项研究报道了在有异位腺体的婴儿中，患病的男女比例近 1:3，然而患甲状腺功能缺失的婴儿性别比几乎相同，表明异位和甲状腺功能缺失的遗传和非遗传机制不同。

（2）尽管很少报道甲状腺发育不全可同时发生于同卵双生，但更多研究报道先天性甲状腺功能减退发生在异卵双生。

（3）已报道先天性甲状腺功能减退流行学中存在种族差异。在佐治亚州筛查项目中，先天性甲状腺功能减退在白种人中的发生率为 1/5526，但在黑种人中更低些，为 1/32378；然而 TBG 缺乏的发生率接近一致。一个来自加利福尼亚的类似研究报道称先天性甲状腺功能减退发生在黑种人的概率相对白种人较低，同时发现西班牙和亚洲人群的发生率偏高。

（4）下丘脑或垂体性甲状腺功能减退均趋向于自然散发型，尽管偶见家族性垂体性甲状腺功能减退的报道。大家公认，先天性下丘脑-垂体甲状腺功能减退可使先天性中线脑发育缺陷，如透明隔-视神经发育不良，这种综合征女性多见，多发于少年母亲所生的婴儿中。在促甲状腺素释放激素（TRH）受体或 TSH 及其受体的发生基因突变是造成下丘脑或垂体性甲状腺功能减退的罕见原因。

3. 产前诊断 关于羊水 T4、T3、rT3 和 TSH 的研究结果未能显示母体与胎儿或者新生儿甲状腺功能之间的联系。不过，甲状腺功能减退产前诊断可使用脐静脉穿刺的胎血标本。

五、病因学

先天性甲状腺功能减退不是单一紊乱所致，而是一组甲状腺功能障碍。

1. 永久性原发性甲状腺功能减退

（1）甲状腺发育不全，这包括先天萎缩（器官，组织等）、发育不全和异位腺体，永久性原发性甲状腺功能减退占 80%～90%，所有甲状腺发育不全中异位甲状腺占 2/3，导致甲状腺发育不全病因尚不明朗。TTF-1、TTF-2 和 PAX-8 参与甲状腺器官形态生成和分化，关于转录因子 TTF-1、TTF-2 和 PAX-8 的研究表明，罕见的家族（和散发的）病例甲状腺发育不全是这些基因突变的结果。已报道 TTF-1 突变的杂合子可出现运动障碍和甲状腺功能减退，还有报道中称两个患有 TTF-2 突变和甲状腺发育不全的兄弟二人均有上腭裂和鼻后孔闭锁。大多数甲状腺发育不全未被遗传，因为这些基因并未发生突变，所以不足为奇。

许多研究揭示子宫内自身免疫性甲状腺炎（抗体依赖细胞介导的细胞毒证实）也许可导致甲状腺发育不全，与人类白细胞抗原（HLA）单体-BW44、AW24 和 B18 连锁的证据也间接支持自身免疫性假说。

（2）内分泌功能障碍或甲状腺激素合成、分泌和利用的先天缺陷，包含遗传性常染色体隐性遗传酶缺乏，占永久性原发性甲状腺功能减退的 10%。

①TSH 受体或受体后缺陷（少见）甲状腺细胞膜的 TSH 结合受体发生功能缺乏突变被认为是甲状腺发育不全的原因之一。TSH 受体正常但不能激活腺苷酸环化酶系统，这种情况很少见。

②碘转运缺陷（不常见）。钠碘转运体突变导致碘泵失败，不能通过腺细胞膜完成聚碘作用。

③过氧化物酶系统缺陷（很普遍）。甲状腺过氧化物酶基因的突变导致氧化碘无法转化为碘，所以可与甲状腺球蛋白的酪氨酸残基相结合（有机化作用）。过氧化物酶缺陷也导致无法与一碘酪氨酸

（MIT）及二碘酪氨酸（PIT）耦联形成 T3，或无法与 DIT 以及 DIT 耦联形成 T4。编码甲状腺氧化酶的 THOX2 基因突变引起暂时性（单条等位基因突变）或永久性（双等位基因突变）先天性甲状腺功能减退。

④甲状腺球蛋白缺陷（不常见）。突变引起甲状腺球蛋白异常，导致无法将 T4 和 T3 释放于血液循环中。

⑤碘化酪氨酸脱碘酶缺陷（不常见）。脱碘酶缺陷导致无法对碘化酪氨酸 MIT 和 DIT 脱碘，造成碘再循环失败。

（3）母体接受放射性碘治疗。如果妇女在妊娠第 8～10 周不小心采用放射性碘治疗 Graves 病或甲状腺癌，放射性碘可通过胎盘诱导胎儿甲状腺，导致甲状腺消融。放射性碘治疗也会引起其他问题，如气管狭窄和甲状旁腺功能减退。

（4）与肾病综合征相关。已报道原发性甲状腺功能减退与先天性肾病综合征相关。发生机制是碘排泄增加和碘化酪氨酸流失，以及营养不良和碘摄入缺乏。

2. 一过性原发性甲状腺功能减退

（1）母体 TRBAb 转运。母亲抗体介导的先天性甲状腺功能减退是由于 TRBAb 自胎盘的转运而引起，报道称在新生儿中发生率为 1/100000。这些母亲有自身免疫性甲状腺炎并产生 IgG TRAbb，后者可通过胎盘而阻碍胎儿 TSH 与甲状腺受体结合。出生时婴儿表现为：T3 浓度低、TSH 浓度升高和甲状腺扫描表现的器官发育不良，但超声检查结果显示甲状腺组织在正常位置。IgG 抗体在出生最初几个月消失，婴儿甲状腺器官开始发育并具有一定功能。当母亲有自身免疫性甲状腺炎病史或者患儿有先天性甲状腺功能减退的，建议这些母亲和婴儿检查 TRABb。如果婴儿甲状腺功能正常，则无须继续补充甲状腺素。

（2）母亲 Graves 病和经胎盘的抗甲状腺药物。硫脲嘧啶药物用于治疗母亲 Graves 病通过胎盘阻碍胎儿合成甲状腺激素。丙硫氧嘧啶，低剂量每日 200～400mg，与新生儿的甲状腺功能减退相关。此种甲状腺功能减退为暂时的性，因为硫脲嘧啶药物被新生儿代谢和排出通常需要 1～2 周。

（3）母亲碘缺乏。在碘缺乏地区，受地方性甲状腺肿的影响，母体和胎儿碘缺乏是最常见的先天性甲状腺功能减退原因。地方性甲状腺肿的主要区域是南太平洋、中国和非洲，但欧洲的一部分也被影响。如果婴儿接受充足的碘摄入，甲状腺功能减退是暂时的，如果碘缺乏继续则甲状腺功能减退更久持续。已发现两种类型的地方性呆小症。

①神经系统呆小症与步态失调、锥体束征和听力及言语障碍有关；生长受影响较小，患者甲状腺功能正常。

②黏液水肿性呆小症特征有甲状腺肿、生长障碍、神经系统后遗症和持续性甲状腺功能减退。

这两种类型的地方性呆小症的不同之处是碘缺乏所引起的出生后甲状腺功能减退发病时间和严重程度不同。

（4）胎儿或者新生儿的碘暴露。孕妇由于疏忽而使用过量的碘，途径有接受涂抹子宫颈的含碘杀菌药（有时在分娩前羊膜破裂时使用）、羊水造影术，或产后脐带残端涂抹含碘杀菌药，或静脉注射的皮肤准备和手术中使用含碘杀菌药，可能造成新生儿一过性甲状腺功能减退。可以避免以上情形发生，如果需要可使用其他消毒药。早产儿是碘诱导的或碘缺乏的甲状腺功能减退的易感体。

3. 永久性下丘脑-垂体性甲状腺功能减退　永久性下丘脑-垂体性甲状腺功能减退占通过筛查发现的先天性甲状腺功能减退的 5%。这些发现通常是在下丘脑水平（TRH 缺乏），普遍伴有其他垂体激素缺乏。

（1）先天性脑中线发育缺陷。目前，发现下丘脑与其他中线发育缺陷是先天性 TSH 缺乏的常见原因。这些脑中线发育缺陷引起视觉的神经发育不全，包括缺少透明隔膜或胼胝体（隔-视发育不良），或与唇裂和腭裂有关。隔-视发育不良的少见病例是由 HES-X 基因突变而引起的。

（2）分娩外伤或窒息合并垂体柄横断。散发的先天甲状腺功能减退合并分娩外伤或窒息的病例已备受关注。成像技术如磁共振（MRI）显示是由垂体柄横断而致，另一个相关发现是神经垂体异位。

（3）先天性垂体发育不良，有时呈家族性发病，是一个不常见的甲状腺功能减退原因，已发现患者的 Pit-1、Prop-1 和 LHX3 发生基因突变，这些基因在垂体组织形态生成和分化中扮演转录因子的重要角色。Prop-1 基因缺陷也可伴有垂体组织增大。

（4）TRH 受体与 TSH 突变也是相对少见的先天性下丘脑-垂体性甲状腺功能减退的原因之一。

4. 暂时性下丘脑-垂体性甲状腺功能减退　暂时性下丘脑-垂体性甲状腺功能减退总 T4 和游离 T4 低，但 TSH 正常的婴儿可能有一过性的垂体甲状腺功能减退。这种紊乱多见于早产儿，可能是因为下丘脑-垂体轴不成熟。一般很难将一过性垂体性甲状腺功能减退和足月患儿或早产患儿的非甲状腺疾病分开，通过平衡透析测量血清游离 T4 是最准确的鉴别方法。早产儿的血清 T4 和 T3 水平随着年龄升高，1～2 个月龄时通常达到足月儿的正常水平。

六、临床表现

通过新生儿筛查项目发现有甲状腺功能减退时，新生儿临床症状很轻、无特异性，大多数的婴儿无任何症状。不足 5% 的接受筛查新生儿在筛查前有甲状腺功能减退临床表现。临床特征的缺乏可能是母体甲状腺激素的部分保护所致，也取决于甲状腺功能减退的病因，在子宫发病的月龄、严重性和持续时间。如果异位甲状腺是最普遍的病因，大多数患儿将会有残存的甲状腺激素。极少新生儿在出生 1 周即有明显的临床表现，猜测在子宫内其甲状腺功能减退更为严重且持续时间长。通常平均出生体重和身长接近第 50 百分位，头围稍大，在第 70 百分位，属于大脑黏液水肿。尽管生长正常，出生后骨骼成熟延迟说明胎儿在子宫内已出现甲状腺功能减退。尽管血清 T4 浓度低，但血清 T3 水平通常维持在正常范围，可有助于解释为什么在少数病例中缺少临床表现。还有导致孕期延长的趋势，1/3 的患者孕期延长为 42 周或更长。

1. 症状

常见症状包括嗜睡、排便延迟和便秘，吮吸少和喂养困难及体温低。低于 1/3 的先天性甲状腺功能减退患儿在筛查时出现以上各种可疑症状。

2. 体征

（1）筛查时体格检查，少数患儿表现有典型的体征，包括水肿、黏液水肿面孔，假性两眼距离过远症的塌鼻梁、大囟门、颅缝宽大、巨舌、嘶哑的哭声、膨胀性腹部脐疝、斑驳的皮肤（大理石纹脉的皮肤）、黄疸（继发于肝葡萄糖醛酸基转移酶的成熟延迟）、张力减退和延迟深腱反射。与泌乳刺激素水平升高有关的溢乳也有报道。可在甲状腺激素生物合成的先天缺陷的婴儿中触摸到甲状腺肿，不过并不常见。也有关于母亲使用硫脲嘧啶治疗 Graves 病导致婴儿甲状腺肿过大而堵塞气道的报道。

(2) 诊断延迟或未经诊断的婴儿出现低于正常的生长速度和迟缓的发育，到3～6个月龄显现出来。智力迟钝伴有神经系统的损害，包括共济失调、高张力或张力减退、感觉神经的听力受损、斜视，并很可能加重。

(3) 下丘脑-垂体性甲状腺功能减退。在此类婴儿TSH缺乏通常造成很轻微的甲状腺功能减退，所以临床表现不如原发性甲状腺功能减退明显。不过对有中线受损如唇裂或腭裂，视觉的征兆如眼神游离或眼球震颤及其他垂体激素缺少的婴儿，应当怀疑为继发的甲状腺功能减退。这些包括低血糖症，可能由于继发造成的生长激素（GH）或者促肾上腺皮质激素（和皮质醇）缺乏；男性生殖器较小，包括小阴茎、阴囊发育不全和隐睾，这是由于GH和促性腺激素缺乏。尿崩症是由于抗利尿的激素缺乏而引起的，在先天性甲状腺功能减退中不常见。

3. 相关的先天性畸形

先天性甲状腺功能减退婴儿表现出其他先天性畸形危险有所增加。一项研究显示，先天性甲状腺功能减退的先天性畸形发病率（8.4%）是对照组（2%）的4倍。心脏血管的畸形最普遍，包括肺部的狭窄、动脉瓣膜的缺失和静脉瓣膜的缺失。这些畸形是否继发于基因异常或者致畸剂，或由宫内甲状腺功能减退导致仍不明确，不过两者均有可能。先天性甲状腺功能减退更多见于21三体综合征和28三体综合征。先天性甲状腺功能减退合并腭裂的婴儿可能有TTF-2（FOXE1）基因突变。婴儿有永久性神经系统问题，包括共济失调，被怀疑为NKX2基因突变。

七、诊断试验

尽管筛查试验可鉴别出有先天性甲状腺功能减退的婴儿，在治疗开始前应进行实验室试验进一步确诊。

1. 常规试验

最简单的确诊原发性甲状腺功能减退诊断试验是血清游离T4和TSH测定。测定血清总T4和甲状腺素结合蛋白，如三碘甲状腺原氨酸（T3 RU）可取代游离T4的测定。血清T3无诊断价值，因为甲状腺功能减退患儿的T3水平正常。应牢记血清甲状腺素浓度在出生的几周至几个月的正常值稍高，因此不正常的结果必须与月龄对应的数值比较才有意义。

(1) 原发性甲状腺功能减退生物化学的特点是血清游离T4（或T4）低和TSH水平升高；亚临床的甲状腺功能减退婴儿血清游离T4正常（或T4）和TSH水平升高。一过性甲状腺功能减退婴儿有异常的筛查结果，而后恢复正常，通常发生在出生后数月内，取决于潜在的病因。

(2) 下丘脑-垂体性甲状腺功能减退患儿血清游离T4（或T4）低，同时TSH水平可能低但常在正常范围。这种结果可能是由于改变TSH分子的葡萄糖（基）化（作用），导致生物活性减少。实验室常用的TSH方法（如放免方法）检测其结合抗体正常，TSH的免疫学性质没有改变，通过功能试验（如环腺苷酸产生）发现TSH的生物活性由于葡萄糖（基）化（作用）下降。垂体功能紊乱中TRH刺激不能使TSH升高，鉴别垂体与下丘脑功能紊乱在临床上并不重要。

(3) TBG缺乏的婴儿的筛查显示T4水平低、TSH水平正常；随访血清检测结果表明T4低、正常游离T4而TSH浓度正常，T3RU与TBG成反比升高。TBG缺乏通常表现为X连锁遗传，婴儿发生率为1/5000。TBG缺乏的婴儿不需要治疗，因为他们自身的甲状腺功能正常。

2. 可选择的项目 我们不推荐这些试验常规化，因为这些结果并不改变治疗方案。这些方法可提供有用的信息，在一些诊断可疑的病例中，的确有助于确定治疗方法。

（1）使用放射性 ^{123}I 或者高锝钠酸盐（^{99m}Tc）进行甲状腺摄取和扫描检测。最好在开始治疗前进行甲状腺摄取和扫描检测，因医源性甲状腺素替代治疗阻碍了 ^{123}I 或者 ^{99m}Tc 的摄取。^{131}I 对甲状腺和身体的放射线剂量偏高，不适用于婴儿。如果甲状腺摄取和扫描显示出异位腺体，则可确定甲状腺功能减退的原因而不需其他检测。对于怀疑摄取升高和甲状腺素生物合成先天缺陷的病例，^{123}I 摄取试验后可做高氯酸盐排泌试验，碘氧化或者有机化作用缺陷的患儿结果为异常。

①如果未发现摄取，通常提示甲状腺发育不良，应通过超声检查确诊。

②摄取缺乏但超声显示腺体正常，可能是 TSH 受体缺陷、碘转运缺陷，或母体传递 TRBAb。母亲和婴儿的 TRBAb 测量可用来诊断此种疾病。

③暴露过度碘阻碍 ^{123}I 摄取，易误认为碘转运缺陷，测量婴儿尿碘可查明病因。

④若甲状腺摄取和扫描正常或者增强伴甲状腺肿，很可能是因一个先天缺陷所致。甲状腺球蛋白的测量有助于鉴别甲状腺球蛋白合成缺陷与过氧（化）物酶或脱碘（作用）的缺陷。接触医源性碘，或抗甲状腺药物等也能引发类似的现象。如果怀疑一个先天甲状腺激素生物合成错误，通过对可调节摄取碘、氧化、有机化作用、耦合（甲状腺过氧化物酶）、碘循环（脱碘作用）进行 DNA 突变基因检测及甲状腺球蛋白测定可对缺陷进行详细诊断。

⑤甲状腺功能减退功能部分代偿的婴儿（亚临床甲状腺功能减退）TRBAb 扫描可能正常。

（2）甲状腺超声检查与放射性核素摄取和扫描比较，是更为便捷的一种影像学检测方法。如果发现放射性核素摄取缺乏，超声检查可确定甲状腺发育不良，也可伴有 TSH 受体缺失、碘转运缺失或母源性 TRBAb。超声检查在定位异常的甲状腺方面准确度稍差。

（3）TRBAb。若母亲自身免疫性甲状腺疾病和兄弟姐妹出现一过性甲状腺功能减退，且婴儿出现先天性甲状腺功能减退，建议患儿和母亲均应测定 TRBAb。如放射性核素摄取缺乏但超声检查甲状腺形态正常时，患儿和母亲的 TRBAb 测定结果有助于将其和其他原因的一过性甲状腺功能减退相区分。体内存在 TRBAb 也可解释为放射性核素摄取正常的甲状腺功能减退婴儿是否存在部分代偿（亚临床甲状腺功能减退）。

（4）血清甲状腺球蛋白浓度大致与功能性的甲状腺组织数量相关。甲状腺发育不全，血清甲状腺球蛋白水平低下；异位腺体则中等水平；甲状腺合成障碍时则升高，甲状腺球蛋白合成缺陷时例外。不过，这几组中甲状腺球蛋白水平有重叠，所以在个别病例中这种检测不能鉴别出其潜在的疾病。若放射性核素摄取正常且排除 TRBAb 病因，这种检测有利于诊断甲状腺球蛋白合成缺陷。一些甲状腺摄取缺乏的患儿血清甲状腺球蛋白浓度正常，并显示一些功能性甲状腺组织。在此类病例中，血清甲状腺球蛋白检测比扫描更敏感。

（5）尿碘。当患儿曾在子宫内或者出生后接触过量碘，或曾生活在因碘缺乏引发地方甲状腺肿的地区，测定尿碘有助于查明一过性先天性甲状腺功能减退的原因。

（6）骨龄评估。膝关节和足部放射线片可评估骨骼成熟，被用作甲状腺功能减退发生的间接资料。大多数新生婴儿可显示出大腿骨远端、胫骨近端和足的骰骨的骨化。无论是否存在骨化中心，无论是否小于正常值，均可大概显示患儿出生前甲状腺功能减退的持续时间。

八、治疗

尽早启动甲状腺激素治疗和选择起始剂量是很重要的，可尽快将血清T4增加到理想范围从而阻止（或者最小化）甲状腺功能减退对神经系统发育的影响。达到理想浓度后的长期目标是维持血清T4浓度在正常范围上半段内同时维持TSH正常以确保正常地生长和发育，其中包括智力正常发育、无神经系统后遗症。因为2～3岁时中枢神经系统发育依赖于正常的甲状腺水平，因此这是一个重要的治疗时期。

1. T4剂量 左甲状腺素钠是一个可选治疗方法，只有药片，FDA未批准液体制剂。我们示范父母用2个勺子去碾碎药片（或使用研钵和杵），然后在挤出的母乳或者水中溶解药粉。每天准备好这种混合药，用勺子放在托腮板中，或用注射器吸取，或放在一个开放的奶嘴中在喂养前给药。

L-T4推荐剂量在10～15μg/（kg·d），这一剂量适合严重甲状腺功能减退，所以认为有严重的甲状腺功能减退［血清T4<5μg/dL（<65nmol/L）］的患者应该选用剂量表范围内的较大剂量。一些研究报道认为使用初始剂量为12～17μg/（kg·d）预后较好。总剂量随年龄增长而逐渐增加，但以微克每千克体重来计算的剂量会随着年龄增长而逐渐减少。左甲状腺素不应同食物和含大豆蛋白、铁、浓缩钙等营养性辅食一起给药，因为这些食物可能结合并且妨碍甲状腺素吸收。可考虑增加左甲状腺素，但无法确定蛋白结合和阻止吸收的程度，因此血清T4水平容易发生波动。如果奶粉配方中含大豆蛋白，建议在两次喂养中进行甲状腺激素治疗。

2. 血清T4 婴儿的血清T4治疗目标范围是10～16μg/dL（130～260nmol/L）；游离T4是1.4～2.6μg/dL（18～30pmol/L），正常范围的上限。推荐T4初始剂量是10～15μg/（kg·d），3～4kg的婴儿通常用37.5～50μg，治疗第3天显示血清T4浓度升高超过10μg/dL。已证明这一起始剂量是安全的，无明显的甲状腺副作用。治疗可在获得血清测定结果后开始。

3. 血清TSH 血清T4或者游离T4浓度可很快达到治疗目标，而血清TSH浓度降至正常范围需要稍长时间。如前所述，使用较高剂量L-T4，血清TSH正常化需要2～4周的治疗时间。但是一些发育不良或者严重的甲状腺功能减退的婴儿尽管T4或者游离T4水平在正常范围上部，其血清TSH仍在10～20μg/mL。增加治疗剂量可降低血清TSH，但常导致T4或者游离T4高于正常值且出现甲状腺功能亢进的症状和特征，这种情况应当避免。这种明显的甲状腺激素抵抗是宫内甲状腺功能减退引起下丘脑-垂体反馈阈值重置所造成的结果。超过30%先天性甲状腺功能减退的婴儿在出生第1年会出现上述情形，而只有不足10%的患儿直到10岁时才出现这种情况。

九、随访

细致的随访并适当调整T4剂量对确保正常生长和神经系统发育是至关紧要的。新英格兰协作组织已经发现在出生第1年血清T4水平<8μg/dL（103nmol/L）与低智商结果相关。一项挪威研究发现：在出生第1年平均血清T4水平>14μg/dL（180nmol/L）的儿童与血清T4水平<10μg/dL（129nmol/L）的儿童相比，前者在第2年有显著的智力发育，6岁时IQ值更高。多伦多研究报道了甲状腺功能减退患儿经治疗血清T4水平>15μg/dL（193nmol/L），第1年性情怪异，提示应避免过度治疗。

1. 临床随访 治疗目标是让患儿得到家族遗传潜力范围内的正常生长和发育。每次随访应测量记录孩子的身长、体重和头围的变化。同时，每次随访要使用如丹佛发育筛查测验等工具评估患儿的智力发育，包括肢体运动和精细运动、语言和社会能力的发育。

2．实验室随访 在治疗2~4周后、1岁时，每1~2个月、2~3岁时每3~4个月均应进行血清甲状腺功能检查。

（1）血清T4浓度应维持在正常范围的上部，为10~16μg/dL（130~206nmol/L）。如果用游离T4代替T4，目标值是1.4~2.3μg/dL（18~30nmol/L）。

（2）血清TSH通常应抑制到正常范围，可能需要2~4周。一旦血清TSH浓度降低到10μU/mL以下，可作为治疗适当的敏感标志物。剂量稳定后患儿血清TSH通常<2mU/L。随后出现异常升高表明需要增加T4剂量，尽管可能是因依从问题或同时服用大豆蛋白、铁、浓缩钙等作为潜在的原因而引起的。

（3）T4过度治疗。应避免过度治疗，因其与颅缝早闭有关。过量治疗会影响大脑发育速度，并与脾气急躁问题和注意力不集中有关。

（4）骨骼的成熟度评估方式为：在出生的最初2年进行半骨放射检查和此后每2年进行手、腕常规放射检查。

3．心理学随访 建议在出生12~18个月后进行正规的心理测试，并且在5岁后入学前复查。准确的测试方法并不重要，咨询者可选用最熟悉的测试方法。心理测试结果对鉴别IQ低或其他特殊的神经问题的婴儿很重要，鉴别后可进行早期干预以帮助这些婴儿得到最大的智力和神经潜能。超过20%先天性甲状腺功能减退的婴儿可能有听力问题，建议这些婴儿接受正式的听力测试。

4．永久性甲状腺功能减退的诊断 影像学分析可清楚显示婴儿患有永久性甲状腺功能减退（如扫描发现异位的腺体或扫描和超声检查证明其发育不良）。如果基于以上分析仍不能明确其病因，仍很难判断婴儿是一过性或是永久性甲状腺功能减退。在这类病例中，如果婴儿在6月龄后接受治疗时TSH出现"继发升高"，大于10μU/mL，可以推测其永久性甲状腺功能减退。如果3岁时仍未出现此现象，建议治疗终止1个月，重复检查。T4或游离T4和TSH的测定结果可决定是否有甲状腺功能减退。此外，也可选择其他方法，如甲状腺扫描和超声检查。

十、预后

1．生长和青春期的发育 所有筛查计划报道所筛查出并给予充分治疗的婴儿生长均正常，青春期的启动和发育也正常，不过有一项研究显示L-T4初始剂量较高的女孩进入青春期的年龄也稍微早些。成年人的身高在遗传潜力的预期范围之内。

2．智力和神经系统发育 筛查计划组报道，及早治疗（出生2~6周）和3年中经过适当治疗的患儿的IQ值与对照组相近。新英格兰协作组织报道，6岁患儿的IQ平均值，语言表达IQ为109，表演IQ为107，综合IQ为109，本质上与其兄弟姐妹、同学对照组完全相同。随着进一步的随访，患儿现在已成成年人，许多计划组报道了先天性甲状腺功能减退的儿童与对照组儿童对比IQ发现只存在小的差距（5~15分）。甚至总体范围内IQ评价结果显示没有差异，可能在个别方面有差异，如语言技能、绘画技能、阅读理解力、视觉空间能力、记忆力，或者执行能力。

3．影响神经系统发育 预后的因素对于先天性甲状腺功能减退的儿童可影响神经系统发育的因素包括：开始治疗的年龄、甲状腺功能减退的严重程度（通过治疗前T4水平、扫描或超声及骨骼成熟度进行评估)、L-T4初始剂量和出生第1年内的血清T4水平。

(1) 开始治疗的年龄:通过新生儿筛查测试发现后,尽早开始婴儿的甲状腺激素治疗很重要。在一项回顾研究中将开始治疗较早的年龄(出生12~30天)与相对晚一些的年龄组相比,早治疗的婴儿平均IQ比后者高15.7。

(2) 甲状腺功能减退的严重程度:①治疗前血清T4。魁北克筛查项目组报道了治疗前血清T4 <2μg/dL (<26nmol/L)且膝关节放射片发现有较小的骺软骨区域的12岁儿童IQ (89±17)比血清T4>2μg/dL (>26nmol/L)且膝关节放射片发现有大的骺软骨区域的儿童IQ (104±12)低些。血清T4更低可推测甲状腺功能减退形态更严重。②发育不良和异位的/发育不全或甲状腺激素合成障碍。许多研究发现,发育不全的患儿与有其他病因的患儿相比IQ并无区别,但在一项回顾研究中比较不同病因患儿的IQ,大多数发育不全的婴儿IQ可降低5~12分。③治疗前骨龄延迟。多伦多小组报道了骨龄<36周妊娠的婴儿IQ值(98±5)比骨龄37周妊娠婴儿的IQ值(109±13)低。认为骨龄延迟可反映胎儿甲状腺功能减退的程度。

(3) L-T4起始剂量:研究发现推荐的L-T4起始剂量为10~15μg/ (kg·d)与使用剂量为6~8μg/ (kg·d)比较,前者的神经系统发育更好。一个回顾性研究比较了结果和起始剂量,起始剂量低的儿童与起始剂量高的儿童相比平均IQ低了12分。

(4) 在第1年血清T4水平低。新英格兰协作组织报道了4个婴儿在出生第1年未能接受充分治疗,表现为依从差、血清T4浓度<8μg/dL,同时血清TSH水平直到18~24个月龄时仍未抑制至正常水平,他们的IQS分别为62、67、76和83(平均72)。

(5) 其他神经后遗症。一小部分婴儿包括那些IQ正常的婴儿可能有其他神经后遗症。这里包括肢体运动和精细运动不协调、共济失调、张力升高或降低、注意力不集中和语言障碍。也可出现感觉神经性听力丧失,其中超过20%的患儿在新生儿筛查前已被诊断为先天性甲状腺功能减退。

十一、漏诊病例

新生儿筛查作为一种公众健康普查,目的是发现原发性甲状腺功能减退婴儿。30多年实践证明,新生儿筛查已相当成功,每120例中有1例漏诊。漏诊因素包括如下:未能收集其标本(搬家及婴儿转院),标本收集不足,标本无法运至筛查实验室,实验室程序错误(包括检测方法错误,或人为判读异常结果时出现错误)和缺少对异常筛查结果婴儿的随访(特别是转交其他家庭医生和搬迁时)。还有最后一种情况,症状轻微些的甲状腺功能减退患儿通过第1步筛查,但出生第1个月后发展成明显的甲状腺功能减退。因此照顾患儿的医生不应根据临床特征来判断是否有甲状腺功能减退,而应基于正常新生儿筛查结果来排除甲状腺功能减退。医生应留心有漏诊的可能,如果婴儿出现可疑症状应进行血清甲状腺功能检测。

十二、新生儿甲状腺功能亢进

新生儿甲状腺功能亢进(新生儿Graves病)不常见。若母亲在妊娠中或以前曾有Graves病,通常生出的婴儿会有一过性甲状腺功能紊乱。母亲患Graves病的新生儿甲状腺功能亢进发病率<3%,有证据表明只有当母亲甲状腺素受体刺激抗体(TRSAb)浓度较高时才可导致新生儿患病。由于暂时性新生儿甲状腺功能亢进是TRSAb经母体胎盘的转移而引起的,因此患Graves病的新生儿无性别之分。

1. 发病机制

暂时性新生儿甲状腺功能亢进是胎盘转移 TRSAb 的结果，通常与母亲在妊娠期间活动性 Graves 病有关，但甲状腺功能正常而循环中 TRSAb 水平高的母亲所生的婴儿也会发生。对于 3~12 周大多数婴儿，当母亲的 TRSAb 在婴儿血液中消失后新生儿甲状腺功能亢进自然缓解。一种罕见的新生儿甲状腺功能亢进与母亲的自身免疫性甲状腺疾病无关，并且长期不能用一过性 TRSAb 胎盘转运来解释。甲状腺功能亢进能持续多年并有长期后遗症。过去曾认为那些婴儿可发展为真的甲状腺功能亢进并产生自身的 TRSAb，现在知道许多这样的婴儿是由 TSH 受体的激活突变而引起甲状腺功能亢进，可以是常染色体的显性遗传或偶发的新突变。已报道有新生儿甲状腺功能亢进与 McCune-Albright 综合征有关，这是由 G 蛋白 α-亚基的激活突变而引起的，其甲状腺功能亢进持续时间不足，因此需要更多的确定性治疗，比如甲状腺切除术或放射碘消融术。

2. 临床表现

（1）妊娠中期胎儿心动过速超过 160 次/min 是有风险的胎儿患甲状腺功能亢进的一种迹象。

（2）患新生儿甲状腺功能亢进的婴儿可能早产（尽管甲状腺功能亢进的情形可能影响胎儿成熟的评估），也常见宫内生长缓慢的婴儿，足月出生而体重仅 2~2.5kg。

（3）小头畸形和心室扩张可能出现。

（4）突眼常常发生。

（5）超过 50% 的病例中可触及明显的甲状腺肿，其增大能引起上呼吸道阻塞。

（6）婴儿易怒、多汗、亢奋并且趋于食欲增加（尽管一些婴儿喂养条件很差）。不过他们仍表现为体重低甚至体重减少，呕吐和腹泻可加重这些症状。

（7）可能出现肝脾大和黄疸。

（8）常出现心动过速，心律失常及心力衰竭。

（9）症状的发作、严重程度和持续时间不同。出生后 10 天内症状和征兆可能会消失，或当出生后患儿不受母亲的抗甲状腺药物影响症状也会消失。罕有母体 TRBAb 和 TRSAb 均从胎盘转运获得，这类疾病和病程取决于哪一种抗体占优势及持续时间。

3. 诊断

（1）妊娠期母亲筛查包括对孕妇甲状腺素受体抗体的测定，当 TRSAb 是对照组 5 倍以上时可预测新生儿甲状腺功能亢进。对于有活动性 Graves 病和 ^{131}I 甲状腺消融术以及外科甲状腺手术后左甲状腺素替代治疗的孕妇，应当在妊娠 26~28 周测定其甲状腺素受体抗体水平。如果孕妇抗体水平升高或使用抗甲状腺药物，在妊娠 28~32 周进行胎儿超声波检查筛查胎儿是否有甲状腺功能障碍，包括胎儿甲状腺肿和心动过速。

（2）测定血清 T4 或游离 T4、T3 和 TSH 水平确定甲状腺状况，必须牢记婴儿期甲状腺功能检测正常高限。新生儿 Graves 病的婴儿血清 T4 或者游离 T4 和 T3 与年龄相对呈异常升高且 TSH 浓度受抑制，可在分娩时从胎儿脐带血中测定这些指标。因为新生儿甲状腺功能亢进的表现可能因母体硫酰胺类药物而延迟，如果妊娠最后 1 个月给予抗甲状腺药物应当在出生后 1 周重复检测婴儿的血清甲状腺功能。同样，由于母亲 TRBAb 转移也可能导致新生儿甲状腺功能亢进延迟数周，对高风险婴儿应考虑到甲状腺功能亢进延迟的可能性。

（3）甲状腺摄取和扫描通常不必要，对可疑的病例可能并没有帮助，因为新生儿放射性碘摄取升高。

（4）骨骼放射片显示骨骼成熟加速，随后显示颅缝早闭。

（5）一系列血清 T4 和 T3 浓度可用来说明治疗的效果。

4. 治疗 对于中度或严重病例应给予及时有效的治疗，因为这种疾病有生命危险，可用酰胺类药物和 β-受体阻滞药物的联合药物治疗，许多专科医生也加用碘剂。

（1）丙硫氧嘧啶，5～10mg/（kg·d），或者甲巯咪唑 0.5～1.0mg/（kg·d），每 8 小时分开服用。

（2）普萘洛尔 2mg/（kg·d），可减少交感神经过度兴奋。如果 2～4 天无改善，剂量可增加 50%～100%。

（3）碘剂抑制甲状腺激素合成和释放；一种碘溶液，如 Lugol's（每毫升 5% 碘和 10% 碘化钾相当于 37.7mg 和 75.5mg 碘），每 8 小时 1 滴给药（分别相当于 1.9mg 或 3.8mg）。一旦甲状腺功能正常，碘剂应停用。

（4）辅助治疗。若发生心力衰竭，需要使用洋地黄苷。增大的甲状腺肿造成呼吸阻塞，轻微的病例可在颈部垫上枕头使其伸展，而重症病例则需气管插管。在重症病例中，添加皮质类固醇可快速抑制甲状腺激素分泌。

（5）轻微患儿临床症状很轻，如有必要需单独观察或给予短期普萘洛尔治疗。应避免过度治疗和甲状腺功能减退。

5. 预后

（1）通常 7～10 天后可见症状有所改善，3～6 周症状消失。不过 20% 的患者症状消失需要 3～6 个月。以前报道其病死率为 15%～20%，但这通常是早产的并发症所致，也可能与心脏的失补偿和呼吸道阻塞有关。

（2）颅缝早闭可能是长期的后遗症。

（3）智力损害是许多婴儿的常见后遗症，甚至可能发生于抗甲状腺治疗开始前，提示子宫内的甲状腺功能亢进已影响大脑和骨骼的发育。

（4）有报道新生儿甲状腺功能亢进后出现垂体甲状腺功能减退，这可能是由于出生前在发育的关键阶段，垂体暴露于过量的甲状腺激素水平所致。

第二章 糖尿病

第一节 1型糖尿病的病因、发病机制及治疗

1型糖尿病的典型特征是胰腺胰岛 B 细胞损伤和胰岛素的绝对缺乏。因此，患者在基础条件下便具有酮症倾向。虽然在各个年龄段均可发病，但多在青少年起病（因而曾被命名为青少年发病型糖尿病）。患者的生存只能依赖每日的胰岛素注射，因而曾被命名为胰岛素依赖性糖尿病（insulin dependent diabetes mellitus，IDDM）。

一、病因

当前认为，1型糖尿病的发病机制主要包括以下几点。

（1）本病的遗传易感性存在于 6 号染色体短臂上，位于或接近于主要组织相容抗原（major histocompatibility complex，MHC）区域的致糖尿病基因。在同一区域还存在保护性基因位点，当易感性和保护基因同时存在时，保护基因通常对发病具有关键作用。

（2）在具有遗传易感性的个体中，可能的环境因素（包括病毒感染、化学毒素或婴儿早期接触牛奶蛋白制品）有可能在发病中扮演重要角色。

（3）免疫系统的紊乱启动了免疫破坏或免疫耐受的丧失，从而导致胰岛 B 细胞缓慢进展性的破坏，进而最终致使1型糖尿病临床发病。CD4 阳性辅助性 T 细胞中的 TH1 细胞和细胞毒性 CD8 细胞似乎介导这种免疫破坏过程，而 CD4 T 淋巴细胞中的 TH2 亚群和调节性 T 细胞很可能具有保护作用。

二、遗传因素

（1）糖尿病具有遗传易感性的证据来自单卵双生同患病的概率大于双卵双生的胎儿。并且在患病个体的第一代亲属中罹患 1 型糖尿病的风险明显增加。在美国白种人中，整体患病风险为 0.2%～0.4%。然而1型糖尿病患者的同胞兄妹的发病率为5%，患有糖尿病母亲的下一代发病率增加至 3%、而有糖尿病父亲的下一代发病率为 6%。一对双胞胎中一个发生糖尿病会使另一个发病的风险增加至 30%～50%。

（2）主要的遗传易感性似乎来自位于 6 号染色体短臂中的 IDDM1 位点上的糖尿病易感基因，这些基因位于或极接近于 MHC（即人类白细胞相关抗原）区域。第二个易感位点——IDDM2 位于 11 号染色体短臂胰岛素基因的两端。另外，在其他染色体上也存在许多糖尿病易感基因。

（3）1型糖尿病与 HLA 的关系十分复杂。

在同一家系中，不论家族中表现为何种 HLA 等位基因，HLA 系统和 1 型糖尿病都有明显的联系。

在人群中，1 型糖尿病与特定 HLA 等位基因间有明确的相关性。这一点尤其体现在与免疫反应有关的 2 类 MHC 等位基因，分别位于 HLA-DR、DQ 和 DP 位点。①在患有 1 型糖尿病的白种人

中，HLA-DR3 和 DR4 等位基因的频率明显增多，其中 HLA-DR3/DR4 杂合子的概率不呈比例地增加（相对普通人群的 3%，此概率在该 1 型糖尿病人群中为 40%）。95% 的 1 型糖尿病个体表现为 HLA-DR3、DR4 或 DR3/DR4，而 HLA-DR2 对 1 型糖尿病具有保护作用。②HLA-DQ-β 的等位基因同样具有重要作用。与 DR2 关联的 DQB1*0602 对疾病具有保护作用，另外分别与 DR3、DR4 关联的 DQB1*0201、DQB1*0302 则增加患糖尿病的风险。③DQ 分子的结构，特别是 B 链的 57 号残基对针对产生胰岛素的胰岛 B 细胞的免疫反应具有特异调节作用。该位点为天冬氨酸的等位基因，对疾病发生具有保护作用，而该位点上的其他氨基酸无类似作用。

免疫反应相关基因如何调节疾病易感性尚存在两种争论。一种认为这些基因通过增加免疫系统中的多肽亲和力，从而放大细胞免疫反应，进而诱导针对胰岛的免疫攻击；另一种认为，这些易感基因降低了建立和维持免疫耐受的多肽的亲和力，从而导致发病。

另一方面，应该强调 HLA 相关 1 型糖尿病发病中的假设具有局限性。1 型糖尿病与 HLA "全或无"的关系尚未明确，并且糖尿病易感基因也仍未完全阐明。

三、环境因素

1. 不同环境事件对疾病病理改变的重要程度还不清楚　大量证据表明，这些环境因素可以促使遗传易感的动物启动病理改变，但在患有 1 型糖尿病的人体中却没有相对明确的证明。尽管有观点认为双胞胎中 1 型糖尿病发病的不一致证明环境因素在发病中必然发挥作用，然而考虑到即使在似乎"相同的"双胞胎中，遗传多样性就可以完全解释这种发病的不一致，而无须考虑环境因素的影响。不过多数研究者接受：环境因子至少会影响个体发生 1 型糖尿病的概率。

2. 病毒感染

（1）在动物实验中，有数种病毒可以感染和破坏胰岛 B 细胞，可能在 1 型糖尿病的发生中起作用。从一个发生 1 型糖尿病 10 天死亡的年轻男孩的胰腺组织中分离到了柯萨奇病毒 B 型的变种，并且分离到的病毒可以导致实验动物发生糖尿病。

（2）一个尚未明确的问题是，是否许多不同的病毒如肠病毒，都可以导致人类的 1 型糖尿病；或者是 1 种单独的糖尿病易感病毒导致了大多数糖尿病的发病；或者病毒感染对胰岛的破坏并无特异作用，而仅是加快 1 型糖尿病其他临床表型的进展。

（3）病毒感染可以发生在 1 型糖尿病发病前，甚至发生在子宫中。如先天性风疹有时可以导致 1 型糖尿病。

3. 化学毒素

（1）多种化学毒素均有可能导致胰岛 B 细胞损害，其中包括亚硝基的复合物。这些毒素在我们的环境中广泛存在，并且这仅代表一类能够损伤胰岛 B 细胞的化学复合物。

（2）在一种糖尿病的动物模型中，包括病毒和化学物质在内的一系列环境干预导致胰岛 B 细胞的累积损伤，但这种破坏仅见于具有遗传易感的动物中。

四、免疫因素

1. 免疫的介入　大量的证据表明，免疫因素介导了胰岛 B 细胞的破坏，但即使在动物模型中，参与这一病例过程的具体免疫机制尚未阐明，不同的机制均可最终导致胰岛 B 细胞的免疫破坏。如 1 型糖尿病的免疫机制与自身免疫导致的糖尿病仅为表现之一的多内分泌紊乱综合征很可能不同。1

型糖尿病似乎包括一大类临床上可导致 B 细胞破坏的疾病。

（1）有观点认为，这种免疫破坏是自然发生的"自身免疫"。这种观点没有考虑环境因素，但事实上必须强调免疫破坏并不完全意味着自发的自身免疫过程。

（2）对免疫破坏如何启动、激活尚不清楚。一旦这种免疫破坏开始，二级以及三级免疫反应也被激活，进而导致整个免疫系统对 B 细胞的攻击。

（3）人们尚不清楚这种免疫反应的激活究竟是免疫系统中糖尿病易感的多肽被抗原提呈进而激活免疫反应，还是针对这种糖尿病易感多肽的免疫耐受的失败所致。

2. 胰岛炎　在新发的 1 型糖尿病个体的胰腺中发现大量单核细胞浸润导致胰岛炎，这证明胰岛细胞的破坏是细胞介导的免疫反应。并且这种复合损伤免疫反应的特点与包括内分泌疾病在内的其他系统性自身免疫疾病中的淋巴细胞浸润相似。

（1）在确诊的人类中，浸润的细胞主要包括 CD8 细胞毒性 T 细胞、CD4 辅助性 T 细胞和 B 淋巴细胞，巨噬细胞和自然杀伤（natural killer，NK）细胞也同时存在。

（2）在一些接近新发的 1 型糖尿病病例中可以见到 MHC 分子的异常表达。尽管在电子显微镜水平看到吞噬了 B 细胞材料的巨噬细胞可以表达 2 类 MHC 分子，这种分子同样在 B 细胞上表达。带有 B 细胞的胰岛细胞高表达 1 类 MHC 分子，这些细胞还表达 INF-α，提示环境刺激 B 细胞后使 INF-α 激活。

3. 细胞介导的免疫过程参与胰岛 B 细胞的破坏

（1）淋巴细胞、NK 细胞、巨噬细胞及单核细胞似乎均参与了这一过程，所分泌的细胞因子可以介导 B 细胞的损伤。在体外一些细胞因子（如 INF-α、TNF、IL-1）可以杀死培养的胰岛细胞。B 细胞似乎对组织损伤更为敏感。

（2）在双胞胎中进行胰腺移植（从健康个体向糖尿病同胞移植）中发现，不使用免疫抑制药会加速病理变化的进程，他们基因的一致性进一步证明这些病理变化不是排斥反应造成（因为同时移植的肾保持了良好的功能，并且组织病理并非是排斥反应的表现），而以 T 细胞浸润为主的胰岛炎及胰腺移植体的坏死进展很快。

4. 循环抗体　在确诊 1 型糖尿病或甚至确诊数年前的病例中，可以检测到一系列针对胰岛细胞及细胞表面标记的抗体。通过免疫荧光可以检测到针对胰岛细胞的抗体（islet cell antibodies，ICA）、胰岛素抗体（insulin auto antibodies，IAA）、谷氨酸脱羧酶抗体、一种胰岛酪氨酸磷酸酶抗体称作 IA2 或 ICA-512；带有锌指结构转运体 ZnT8、胰岛特异性葡萄糖-6-磷酸酶催化剂亚单位释放蛋白等。这些抗体介导 B 细胞的损伤，但并不直接导致其最终破坏。有学说认为，针对某种特殊抗原特别是胰岛素的抗体启动了病理性免疫反应，但这种说法尚需更多的证据。这些抗体确实可以作为免疫反应活性及（或）1 型糖尿病 B 细胞损伤程度的标记。

5. 免疫病理学的进展　在 1 型糖尿病的临床症状出现数年前，胰岛的病理变化已经发生。在临床确诊 1 型糖尿病之前，免疫反应开始缓慢进行并持续存在，这一事实可以佐证上述观点。

（1）在对已患 1 型糖尿病患者的直系亲属进行前瞻性研究中发现，罹患 1 型糖尿病的风险明显升高，往往在检测出多种抗体后数年才开始临床发病。

（2）在对有先兆症状的 1 型糖尿病患者一级亲属及同卵双生的双胞胎研究中发现，抗体存在于发病的全过程。并且通过静脉注射葡萄糖后测定早期胰岛素释放结果发现这些人的胰岛功能进行性下降。

（3）在发生糖尿病时并非所有的胰岛功能都发生改变。通过组织学方法发现，发生典型的胰岛炎时仍然可以找到完好无损的胰岛细胞以及一些增生肥大的胰岛。大部分胰岛表现为一种不典型萎缩，变小的胰岛可以有 B 细胞的缺失，但是分泌胰高血糖素和生长抑素的 α 与 δ 细胞多完好无损，当剩余的 B 细胞不能保证正常的糖耐量时便发生 1 型糖尿病。

6. 动物模型

（1）自发糖尿病模型。1 型糖尿病自发模型主要有两种，BB 大鼠和 NOD 小鼠。两种模型都有 MHC 基因的相关缺陷，均表现为免疫介导的 B 细胞破坏从而胰岛素绝对缺乏、高血糖及酮症。

（2）诱导的糖尿病模型。通过小剂量链佐霉素重复诱导，在具有基因易感性的小鼠中可以诱导 1 型糖尿病，同样表现为免疫介导的 B 细胞破坏，因此这是一种免疫介导、环境诱发的动物模型。

（3）对 BB 大鼠、NOD 小鼠或链佐霉素诱导的动物模型进行免疫干预可以阻止或者逆转糖尿病的发生。

7. 人类中进行的免疫干预治疗研究

（1）如果 1 型糖尿病是免疫介导的疾病，那么从理论上讲，无论疾病是自发的或免疫诱导所导致，免疫干预治疗均可以改变自然病程并且消除临床症状。

（2）至少有 3 个原因支持对人类进行免疫干预的试验：确认免疫系统在 1 型糖尿病发病中的重要作用；明确免疫机制在病理过程中的具体作用；有潜在的临床应用意义。这种试验均在刚确诊为糖尿病的患者中进行，因为他们仍保留有残存的部分 B 细胞功能。

（3）最早的对照研究使用的是硫唑嘌呤单独或与糖皮质激素或环孢素联用，这些实验表明，免疫干预确实可以改变疾病的进展过程，也再次确认免疫因素在 1 型糖尿病发病中的重要作用。可惜的是，由于样本量小并且对受试者随访发现免疫治疗的结果维持时间不长，现有的研究结果还不足以支持将早期免疫干预应用于临床，不过这些方法可有效减少 B 细胞破坏从而减轻病情。

（4）许多新的治疗策略瞄准新发的 1 型糖尿病患者。科学家希望找到一种策略既能早期阻止针对 B 细胞的免疫攻击，又能保护免疫系统的完整性。其中有希望的方法之一是使用人源化的 CD3 单克隆抗体。在分别使用两种 CD3 抗体的两项临床研究中发现其可以保护 B 细胞的功能并减轻病情，目前正在对这些抗体进行扩大的临床试验。

（5）在糖尿病发病前进行预防治疗是免疫干预研究的最终目标。目前有研究针对这些高危人群，如 1 型糖尿病患者的一级亲属中携带相关自身抗体，并且通过静脉注射葡萄糖后测定早期胰岛素释放从而被证明 B 细胞功能下降的人群；或者已经发生糖代谢紊乱而非糖尿病的亲属。

（6）最终有可能实施的干预方案如下：①对带有糖尿病易感基因或基因产物的新生儿进行筛查。②一旦发现易感糖尿病的人，对其进行长期随访，并随时注意 B 细胞开始遭到免疫破坏的证据。③收集 B 细胞功能改变或下降的证据。④如果 B 细胞功能改变，这些易感人群可以接受免疫干预治疗以阻止疾病发生。

五、血糖控制策略的改善

（1）在过去的 30 年中，1 型糖尿病患者血糖的现代管理方法已经发生了巨大变化。现代管理策略强调患者在内科医生的指导下每天进行自我管理。胰岛素治疗策略也同样有多种方案，包括一天多次胰岛素注射或胰岛素泵的应用。饮食要根据患者的不同情况因人而异。其中，血糖的自我检测是整体管理不可或缺的一部分，可以指导我们如何调整策略促进血糖达标。持续动态血糖监测作为辅助治疗的手段而被迅速应用。糖尿病的治疗目标是要将血糖控制融入生活方式中，并且寻求更灵活的治疗手段从而更好地控制血糖。动态血糖监测使接受过培训并且积极参与的一部分患者血糖控制更为精细。

（2）灵活的治疗方案要在1型糖尿病患者实施过程与时俱进，包括下述10个方面。

a.目标血糖的确定。血糖的控制目标必须个体化并且明确。对于能够识别低血糖症状并可以自行从低血糖恢复的年轻患者，血糖控制目标可以接近正常人，如餐前控制在 70～130mg/dL（3.9～7.2mmol/L）。这一标准对于孕妇应该更低一些，但对于不能识别低血糖症状、不能自行从低血糖恢复或者低血糖会导致高危病情的患者（如心绞痛或 TIA 患者）中血糖控制目标要提高一些。积极治疗的患者在 80%～90% 的时间里血糖可以达标。

b.胰岛素注射方案要契合患者的生活方式，这些治疗方案主要包括基础胰岛素和餐时的胰岛素。①餐前给予快速起效的胰岛素类似物（注射或胰岛素泵注射包括赖脯胰岛素、门冬胰岛素、谷赖胰岛素，作为餐时胰岛素短效胰岛素的使用不再普通）。输注胰岛素的剂量由摄入的糖类和血糖水平决定，多数人可以参考胰岛素敏感指数及需要纠正的血糖值来计算餐前给予的胰岛素剂量。②睡前或每日 2 次给予长效胰岛素（甘精胰岛素或地特胰岛素）可以提供基础胰岛素治疗；或者使用胰岛素泵，即胰岛素皮下持续输注（continuous subcutaneous insulin infusion，CSII）同样可以持续给予基础的胰岛素水平，而中效胰岛素在针对这一目标的使用已不再普遍。除了胰岛素，餐前给予普兰林肽可以更好地控制餐后血糖的波动，它是人工合成的 B 细胞激素胰淀素，与胰岛素类似，而 1 型糖尿病患者胰岛素分泌缺陷，因此使用普兰林肽可以更好地控制餐后血糖的波动，同时它能够减轻体重。

c.食物摄入与体力活动、胰岛素剂量间的平衡。患者及家属要学习如何规律饮食并系统化，比如计算糖类摄入量并将其转换为食谱，这样在变换食谱时可以及时调整胰岛素的剂量。通过学习食物摄入与运动对血糖的基本影响，使之彼此平衡从而达到理想的血糖控制水平。

d.血糖的监测。血糖检测可以通过自我监测或持续动态监测完成。自我血糖监测（self-monitoring of blood glucose，SMBG）的患者在大多数时间里可以利用血糖仪每天监测 4 次（三餐前及睡前）指尖毛细血管的血糖，并配合每 1～2 周监测 1 次夜间（2～4 时）血糖，或者改变夜间胰岛素剂量时测定夜间血糖，并且在怀疑发生低血糖的情况下立刻监测血糖。定期监测餐后血糖也十分必要。另外如上所述，持续动态血糖监测（continuous glucose monitoring，CGM）的应用越来越广，极大地促进了人们对血糖波动的了解，并且当血糖超出设定的波动范围时，无论是高血糖或急性的低血糖时 CGM 都会警示人们做出调整。

e.患者针对食物摄入量、胰岛素剂量与时间等因素提前制订治疗方案。一般患者会得到一个有助于个人血糖达标的积极治疗方案。这些方案应该在 SMBG 或 CGM 的提示下完成，并且受平均血糖水平、食量、预计的活动量以及相同情况时以往的处理经验等因素影响。方案的调整包括调整食物的种类和分量、活动量、胰岛素的剂量以及注射与进餐的时间关系等。

f.糖尿病教育。我们需要在血糖管理的方方面面给患者以很好的引导，包括制订具体的饮食计划、胰岛素剂量的调节、体力活动的计划以及如何识别和处理低血糖等急性事件。

j.医患需要经常沟通。患者需要能够在全天都能和医务人员进行有效沟通，并且在出现关于血糖达标的具体问题时能够得到答案，当有并发症或其他问题出现时同样需要专业的医学咨询。

h.治疗的主动性。灵活多变而又烦琐的治疗能否成功取决于患者，是否能够积极主动并且坚持到最终，医生往往要花更多的精力来保持患者对治疗的积极性，这往往是治疗过程中最难的。

i.心理支持。对于新发的1型糖尿病患者及其家属都需要一定的心理支持来实现和维持有效的治疗方案。因此，定期参加这种糖尿病心理治疗班会很有帮助。

j.评估。通过测量代表整体血糖的糖化血红蛋白（A1c）水平可以对糖代谢进行总体评估。因此SMBG只能算是治疗过程的一部分，而不能作为评估指标（但需要和HbA1c对比分析），并且患者对治疗过程的理解、是否能够坚持及心理状态等因素也需要定期进行评估。

六、降糖的未来方向

（1）体外胰岛素泵输注：虽然胰岛素泵已经应用，但是因为它在药代学方面明显优于胰岛素分次注射，应该被更为广泛推广。与注射相比，使用胰岛素泵使胰岛素吸收的重复性好并且少有皮下胰岛素的蓄积，而后者可以明显增加与运动相关低血糖的发生。

（2）闭环胰岛素泵：现代医学技术的发展已经把动态血糖检测（CGM）和胰岛素泵整合到一起，从而发展为一种小型化的闭合环路胰岛素输注系统。

（3）胰腺器官移植：这种治疗目前在临床上主要用于同时需要肾脏移植的患者。移植后10年移植物仍存活且摆脱胰岛素治疗的患者可达到80%，患者移植存活率目前可达到90%。

（4）胰岛移植治疗：胰岛的分离和种植为糖尿病治疗提供了新希望。最近在人体中进行的胰岛种植试验颇为乐观，然而组织获得的问题大大地限制了胰岛移植的广泛开展。通过保护胰岛对周围组织的排斥或在中空纤维人造血管中培养胰岛细胞，动物胰岛或许能够被应用于人类的胰岛移植中。不过这种带有包裹的胰岛细胞在自发糖尿病动物模型中往往因为组织反应而被破坏。

（5）基因工程B细胞的应用：在葡萄糖刺激下可以分泌胰岛素的基因工程B细胞，是胰岛移植治疗的潜在方式之一。通过基因重组技术可以使普通细胞产生和分泌胰岛素。最近的研究通过在这些程序化的细胞中增加相应的基因使其可以感知葡萄糖。这项技术的挑战在于开发出一种细胞系能够以一种生理模式对血糖反应并分泌相应的胰岛素，这些细胞为非免疫原性从而不会引起排斥反应。

（6）从干细胞中诱导分化B细胞：另外一种有潜力的方法是从包括成人或胚胎干细胞、脐带血细胞或分化中的B细胞诱导分化为能够分泌胰岛素的功能B细胞。目前，这些研究在动物中取得了较好的结果。

七、血糖控制与并发症

1. 血糖控制与并发症的临床研究和研究设计 1993年6月，血糖控制与并发症的临床研究（diabetes control and complications trial，DCCT）向美国糖尿病协会汇报了研究结果，这一历时10年的研究纳入了1441例1型糖尿病患者，并将他们随机分入了传统和强化治疗两个治疗组。强化治疗组每天接受3～4次胰岛素注射或者使用胰岛素泵治疗，并且每天至少检测4次血糖来调整治疗剂量，从而使血糖降到接近正常水平。传统治疗组每天接受不到2次胰岛素注射，并且不通过自我血糖检测来强化降糖，只是避免出现血糖过高及酮症出现。

2. DCCT 研究的结果

（1）DCCT 说明强化降糖可以明显减轻糖尿病并发症。①眼部并发症。在入组前未发生糖尿病视网膜病变的患者经过强化降糖后，临床进展期视网膜病变发病率下降 62%～76%，而入组前有轻微病变的下降 54%。发展为需要向眼科医生咨询的病变程度下降 46%，而需要激光光凝固治疗的严重威胁视力的病变减少 50%。②肾病变。强化降糖使严重肾并发症（24 小时尿蛋白>300mg）下降 56%。早期糖尿病肾病或微量清蛋白尿减少 46%。③神经病变。严重的临床糖尿病神经病变下降 61%。④心血管并发症。强化治疗的糖尿病患者发生心血管事件的概率下降 44%，尽管没有显著的统计学差异。在接下来的 DCCT 后期研究中，心血管事件发生的概率下降 50%，具有统计学意义。

（2）在强化治疗组某些不良反应的发生率明显升高。①低血糖事件。在强化治疗组发生需要他人协助治疗的严重低血糖概率上升 3.3 倍。并且发生癫痫和晕厥的概率也上升 3 倍。在清醒或睡眠状态下发生没有明显症状的低血糖事件也增多。②体重增加。进行强化治疗的患者体重增加到理想体重的 120% 的风险要增加 1.6 倍，平均体重增加了 10lb（1lb＝0.45kg）。

3. 结论 DCCT 研究说明，强化降糖可以明显减少并发症的发生，但相应的治疗费用也会增加。患者必须正确认识这一临床研究结果，从而在面对治疗目标时做出正确的选择。一般而言，强化治疗所带来的收益似乎要大于所带来的不良反应。

第二节　1 型糖尿病的诊断和治疗

一、治疗目标

（1）胰岛素依赖型糖尿病的一级治疗目标是使血糖能够尽可能接近或达到正常，满足儿童和青少年生长发育的需要，同时避免发生严重的低血糖。二级治疗目标是预防和减少长期并发症，包括糖尿病视网膜病变、糖尿病肾病、糖尿病神经病变以及动脉粥样硬化事件如心脏病急性发作、脑卒中以及周围动脉粥样硬化。

（2）治疗的全面目标实现必须要考虑多重因素：①患者的年龄，他（她）对治疗概念的理解有多少。②内源性分泌的胰岛素还剩余多少。③既能满足生长又要避免肥胖，合适的摄入热量是多少。④活动或独特的锻炼方式。⑤在家进行血糖和酮体的监测。⑥胰岛素的选择、运输、药代学、吸收特点以及药物剂量调整方式。⑦其他社会心理学因素如经济和家庭因素。

（3）糖尿病治疗团队。通常多学科相互协助来解决上述复杂问题能够更好地达到治疗目标。儿科糖尿病医生应该指导儿童和青少年的糖尿病治疗，同样大内科医生应对成年人负责。如果发生了糖尿病并发症，那么相应专科医生（如心脏科、眼科、神经科等）的意见会很有帮助。

二、患者的初始治疗

1. 临床表现与诊断

（1）1 型糖尿病的典型临床表现包括以下方面：①高血糖是胰岛素缺乏的首要表现。②多尿，当血流中的高血糖被肾过滤时，会产生渗透性利尿作用。③烦渴，因为机体排出大量水分所以需要摄入等量的水，由于糖尿病患者口渴反馈的机制是完好的，因此会出现烦渴症状。④体重下降，水分以及肌肉和脂肪量的丢失均会导致 1 型糖尿病患者在被确诊时已经发生急性或亚急性的体重下降。⑤疲劳和虚弱，可能是由于葡萄糖的利用减少并且电解质和（或）矿物质的微小异常所导致，同时与临床或亚临床的脱水有关。⑥与 2 型糖尿病的区别，随着肥胖在全世界的流行，鉴别在儿童、青年及年轻的成年人中发生的 1 型和 2 型糖尿病显得十分重要。儿童或青年发生的 2 型糖尿病有时也会出现酮症酸中毒，但绝大多数经常伴有由肥胖导致的中到重度的胰岛素抵抗，这与成年发病的青年糖尿病（MODY）有着不同的家族史和发病机制。MODY 为一类单基因遗传病，其中一些已经明确，一些进展缓慢，另一些则进展较快并且与 2 型糖尿病类似，可以在一定时间后出现胰岛素失代偿。对基因型的了解有助于我们判断哪些患者更需要积极的治疗，何时使用胰岛素，哪些患者的家属需要被评估，以及哪些患者适用相应的口服药物治疗。

对年轻 2 型糖尿病患者的治疗重点是降低体重，增加热量消耗。与老年 2 型糖尿病患者使用的口服药类似，并且有时候需要胰岛素治疗。

（2）1 型糖尿病患者的实验室检查：①空腹血糖，根据最新的糖尿病诊断分类，如果连续或非连续 2 天中空腹血糖在 126mg/dL 以上，或者随机血糖在 200mg/dL 便有诊断意义。②糖耐量试验（2 小时），对于不能确诊的患者，可以进行糖耐量试验（通常不需要）。测试前 3 天每天糖类摄入至少在 150～200g。前一晚禁食。将 75g 葡萄糖溶于 300mL 水中，患者在几分钟内喝完。2 小时内每隔 30 分钟抽血测量血清葡萄糖水平，通常在诊断时不需要测定胰岛素水平。③自身抗体及基因检测，60%～80%的儿童和青少年患者可以监测到胰岛细胞抗体、谷氨酸脱羧酶抗体和胰岛素抗体等自身抗体，它们被认为是自身免疫紊乱的产生。自身抗体阳性的成年人多需要胰岛素的终身治疗，不过有一类迟发的自身免疫 1 型糖尿病患者，在其疾病早期阶段可以采用 2 型糖尿病的治疗方案。④用于诊断单基因病的基因诊断方法可以帮助确诊那些新生儿或幼儿发病的少见糖尿病，他们通常伴有钾离子通道或磺酰脲类受体的异常。这些婴幼儿发生的糖尿病通常伴有严重的酮症酸中毒，但是如果确诊是遗传基因缺陷，往往使用磺脲类药物而非胰岛素便可以得到很好的控制。⑤C 肽的水平不受外源胰岛素抗体的影响，所以可以通过监测空腹、餐后或胰高血糖素、Sustacal 刺激后 C 肽的水平来鉴别糖尿病的分型。

2. 不伴有脱水的高血糖 如果门诊患者无脱水和呕吐症状，那么在学会基本饮食计划的制订及自我血糖监测时可以开始自行胰岛素注射治疗。

3. 胰岛素的治疗 只要试图缓解受损胰岛的功能并诱导其进入"蜜月期"，便可以开始基于基础-大剂量模式的胰岛素治疗。有证据表明，尽快降低并保持正常的血糖可以恢复并延长胰岛的部分功能。新型的类似物如甘精或地特胰岛素可以提供基础胰岛素水平，而赖脯胰岛素或门冬胰岛素等速效胰岛素类似物可以在用餐时提供大剂量。餐时胰岛素的使用还要考虑糖类的摄入量及胰岛素的计算。基础胰岛素的量可以是之前中效 NPH 使用量的总合。地特胰岛素一般 1 天使用 1 次，而甘精胰岛素一般 1 天只需要注射 1 次。但是有些年轻患者也需要每天注射 2 次甘精，白天和晚上具体的剂量比例变化非常大，需要及时监测血糖来进行调整。胰岛素治疗其他特点如下。

4. 胰岛素治疗要考虑的其他因素

（1）超短效胰岛素类似物是生理情况下作用最快的胰岛素，可以在餐前或餐后使用，模仿内源性胰岛素的早期时相分泌。而短效胰岛素需要更长的吸收时间，形成的吸收峰在超短效胰岛素之后，并且经常有"拖尾"的效应，因此其使用数小时后容易导致迟发的低血糖。对于明确餐后血糖升高的患者，超短效胰岛素类似物同样可以与中效胰岛素联用，而后者可以起到基础胰岛素的作用。更佳的方案是和长效的胰岛素类似物如甘精胰岛素联合应用，不过它们因为 pH 不同不能混合，因此不能使用同一注射器治疗。

（2）1 天 3 针方案之一是早餐前、晚餐前、睡前各一针。通常早餐前使用速效或短效与中效的预混，晚餐前单独使用速效或中效胰岛素，而睡前给予中效胰岛素。这种方案的最大好处是降低了之前夜间使用胰岛素经常在凌晨 2~4 时出现的峰值。这一方案在 1 天的 2~3 个注射点都可以采用预混胰岛素，取决于监测的血糖情况。

（3）餐前给予速效胰岛素类似物配合睡前给予中效或长效类似物对于一部分 1 型糖尿病患者来说是最佳方案（1 天 4~5 针方案）。这一方案对于适应患者的饮食和活动具有很好的灵活性。根据血糖水平可以在 1 天的任意 4 个注射时间改用带有中效的预混制剂。

（4）甘精胰岛素和地特胰岛素因为可以减少低血糖的发生被推荐为基础胰岛素。通常甘精胰岛素作为基础胰岛素习惯睡前注射。对于有些年幼的患儿，甘精也可以在早餐时使用。不过对于大多数年幼患儿甘精胰岛素需要 1 天注射 2 次，以防止在注射后 16~24 小时内出现药效的减弱。地特胰岛素通常是 1 天使用 2 针，这些基础胰岛素的使用同样不能过于教条，而要建立在血糖监测结果的基础上。

（5）一般情况下，超短效类似物的注射应该在就餐时，从而食物的消化吸收和胰岛素的吸收峰值刚好匹配。短效胰岛素通常在餐前 30~60 分钟使用，但是因为注射时间的不便性使患者很难坚持。对于进食不规律的幼年患儿，包括门冬胰岛素或赖脯胰岛素在内的超短效胰岛素类似物可以在餐后立即使用，因此减少了很多饮食上的顾虑。

（6）不同部位对胰岛素的吸收也不同。制造商在胰岛素的制剂方面也不尽相同，如果经常更换使用胰岛素的品牌会容易导致胰岛素与食物吸收峰的不匹配。因此，除非是购买渠道或其他一些特殊原因外，不建议经常更换使用胰岛素的品牌。相对于四肢，胰岛素在腹部和臀部的吸收更为稳定。由于运动导致胰岛素在四肢的吸收不稳定可以使血糖控制不佳。

（7）胰岛素导致的脂肪增生。尽管近年来发生率和严重程度大大降低，但重复在一个部位进行胰岛素注射还是会导致脂肪增生。一旦发生脂肪增生会影响胰岛素的吸收，从而导致血糖出现忽高忽低的不稳定情况。提高胰岛素制剂的纯度有助于减少脂肪增生的发生。

（8）尽管在世界某些地方还在使用慢效或超慢效的胰岛素，但基本已经停止使用了。

5. 胰岛素的剂量

（1）多数年轻人在确诊糖尿病时每天需要 1.0U/kg 的胰岛素。对于每天多次注射方案，全天剂量总和的 50%应该是基础胰岛素。基础胰岛素如果使用甘精胰岛素的话，可以将其总量的 80%~90%用于睡前，10%~20%用于早餐时。如果使用地特胰岛素，剂量分配与此不同。10%的患者特别是年幼患者在使用甘精胰岛素时剂量分配与上述刚好相反，在早餐时需要更大的剂量，甚至对于初学走路的患儿，睡前可以完全不给基础胰岛素。餐时给予的速效胰岛素类似物为剩余的 50%剂量，其中 20%用于早餐、午餐和晚餐各占 10%，剩余的 5%~10%用于临时的加餐。

因为夜间生长激素的作用，清晨出现的血糖"黎明现象"比白天其他时间更需要大剂量胰岛素。

不过与"黎明现象"相反的情况也会时有发生。

（2）缓解期（或称"蜜月期"）是由于胰岛细胞功能在治疗中的部分恢复形成的。它通常出现在确诊开始治疗后的 1～3 个月，期间胰岛素的需要量明显下降到每天 0.3U/kg，有些患者甚至完全不需要胰岛素，这一阶段可以持续数周到数月。然而，这期间胰岛素的治疗通常不能停止，一方面由于可能出现对胰岛素过敏；另一方面是因为对胰岛素依赖型的 1 型糖尿病需终身治疗，现有的治疗手段不能给予真正的缓解。这一蜜月期在年龄较大的青年和年轻成年人中持续时间最长，好发于幼儿和学龄期患儿。

（3）大多数青春期前的年轻患儿最终需要胰岛素的剂量每天在 0.6～0.8U/kg。对于 1 天 2 针的方案，可以将全天总剂量的 2/3 在早餐前 30 分钟给予 1U 短效对应 3～4U 中效 NPH 比例的预混制剂，剩余 1/3 在晚餐前 30 分钟给予 1U 短效对应 1～2U 中效 NPH 比例的预混制剂。对于强化的多针方案，超短效类似物如赖脯胰岛素或门冬胰岛素被用于餐时胰岛素的大剂量，而基础胰岛素可以在睡前或（和）早餐前使用，使用 NPH 预混制剂可以在全天相应时间使用。这种方案可以在治疗开始或是治疗目标被调整和加强后，通常基础和餐时的大剂量胰岛素各占总剂量的 50%。

（4）发育期的青少年往往需要每天 1～1.5U/kg 的胰岛素，以满足生长发育需要。在发育期过后胰岛素的需要量也相应下降。

（5）速效或短效胰岛素与 NPH 或长效类似物的合适比例可因患者活动方式和进食糖类类型的不同而发生改变。NPH、慢效或超慢效的胰岛素由于吸收不规律，因此其吸收和作用峰值与短效或速效胰岛素相比更不规律，而作用时间更长的胰岛素类似物如甘精和地特胰岛素可以提供更稳定确切的降糖效应。尽管认为上述两种长效制剂没有峰值，但通过 24 小时血糖检测发现有时它们在 6～8 小时会有小的吸收峰。大多数情况下，甘精和地特胰岛素具有吸收更好的特点，因此其明显减少低血糖的发生。

（6）在午餐和下午注射的胰岛素剂量及种类取决于患者活动的强度和规律、食物的吸收和升糖效果以及基础胰岛素的种类。不使用稍贵的甘精或地特胰岛素作为基础胰岛素，许多年轻人在三餐使用速效胰岛素类似物与 NPH 搭配使用，睡前使用 NPH 同样可以很好地控制血糖。有些习惯下午茶进食较多的患者同样在下午茶前需要注射速效胰岛素以确保晚餐前血糖水平在相对正常的范围内。

6. 胰岛素的种类 在诊断糖尿病后推荐使用人胰岛素类似物以避免注射部位出现瘙痒、烧灼感、红肿、荨麻疹等可能的过敏问题。因为注射部位出现的脂肪萎缩似乎和胰岛素的纯度相关，提高人或猪胰岛素的纯度似乎能够避免这一问题。

7. 胰岛素过敏

（1）对胰岛素的局部过敏目前很少，在局部注射后的数分钟或数小时后出现，表现为红、肿、热及瘙痒，通常在开始治疗的前几周出现并随着治疗逐渐自愈。由于注射技术不熟练，导致皮下注射胰岛素会出现类似的临床反应。

（2）更为少见的是出现系统性的胰岛素过敏，表现为荨麻疹、血管神经性水肿及超敏反应，特别见于具有过敏体质的人群。系统快速变态反应与 IgE 介导的变态反应相似，而局部变态反应多为 IgG 介导。胰岛素脱敏是预防性措施，而多数胰岛素厂家均提供这种脱敏试剂盒。

8．胰岛素注射的管理

（1）通常情况下，成年人应该对幼年甚至青少年患儿的糖尿病治疗负起责任，只有当患儿随着年龄增长有足够的心理准备，真正接受自己进行日复一日的治疗时，家长才可以将这种治疗责任转交给患者本人。

（2）在多针方案的应用中推荐使用胰岛素泵或注射笔治疗。

（3）持有处方自行治疗的患者中，30％的成年人或青年与儿童会发生遗漏注射的情况。另外，缺乏对降糖重要性的理解、不规律饮食、抑郁与烦躁以及被烦琐的糖尿病治疗方案所压垮均会导致遗漏注射治疗。

三、糖尿病的自我监测

1．在家（HBGM）或自行血糖监测（SBGM）

（1）最好以及最精确的自我监测是使用毛细血管血糖测量仪。最好使用自动的刺血针（如 Monojector Penlet 或 Autolance）以减少创伤及一次性针所造成的不适。血样滴到试剂条上可以通过肉眼观察显色，或使用色度测量仪，或通过电子阻抗仪等原理读出血糖值。

（2）电子反射血糖监测仪由于结果准确并易于操作被广泛应用。许多糖尿病专家推荐有记忆功能的血糖仪，这样血糖数据可以在家或医生办公室被下载下来分析血糖控制的模式和好坏。新一代的血糖仪使用极少的毛细血管血（1～5μL）以及试带半自动的充样功能减少了患者的痛苦和不适。这些设备特点可提供更为精确的监测。有些新仪器还具有自动校正功能从而减少了使用者的误差。

（3）理想的血糖监测在全天应该每 2～3 小时 1 次，这种方式显然不切实际，除非使用最新的价格昂贵的动态血糖监测系统。这种血糖监测系统有希望改善血糖的控制，提供更好的反馈以及保持疗效，但需要更长时间的研究来确证。血糖监测越频繁就能够提供越多的数据，不仅有利于分析而且有利于食物控制和胰岛素用量的判断。对于 1 型糖尿病而言，每日的血糖监测最好在早餐前、午餐前、晚餐前和睡前以及吃零食前 10 分钟分别进行。前 1 天晚上的检测非常有价值，但通常监测不连续或者有月份偏倚。

（4）只要重视卫生，轮换注射部位可以避免局部炎症及瘢痕形成之类的问题。乙醇消毒不再作为常规推荐。

2．尿液检测

（1）葡萄糖检测：①2 份尿液检测可以半定量地评价尿糖和酮体含量。由于肾糖阈值的改变以及液体的摄入量和排出量的不同，尿液葡萄糖含量的检测并不准确。②应用 uGK 和 Keto-Diastix 复合试纸可以同时检测葡萄糖和酮体的排泄。这种标准的尿液检测系统可用于患者有其他疾病期间或血糖过高（＞250mg/dL）或没有测血糖时。

（2）酮体的测定：①对于消瘦的患者或者可能发生酮症酸中毒的患者，尿液酮体检测仍然有重要意义。如果这些不能实施，硝普盐等方法也很奏效。

这些检测系统能检测丙酮及乙酰乙酸，但不能测定 β-羟丁酸，它们的测定能够提供额外胰岛素用量的指导。②新的毛细血管酮体检测能够监测血 β-羟丁酸的含量，减少非特异性尿丙酮和乙酰乙酸测定的需要，为酮症酸中毒发生前提供数据资料。

四、HBGM（家用血糖监测）及胰岛素和糖类算法

通过计算能够确定更科学的胰岛素用量、食物的种类和数量以及运动量。

1. 严格的血糖控制目标

接近正常的血糖值（100mg/dL），且频发的无低血糖。餐前70~120mg/dL，餐后低于160~180mg/dL，A1c＜7%。

2. 注意事项

（1）通常0.5~1.0U的短效胰岛素降低血糖40~50mg/dL，每日20~40U总量，血糖＜240mg/dL。当血糖高于240mg/dL时，患者需要相应地增加胰岛素用量来达到目标血糖值（1~2U降低血糖40~50mg/dL）。

（2）对于胰岛素敏感的年幼患儿，U100可以稀释为U10或U20剂型。相应的计算值为0.1~0.2U。

（3）HBGM/SBGM用于双次检验和调整计算。

（4）每4~6周的糖化血红蛋白的检测确认效果改善明显。

（5）糖类也可以通过类似的方法计算（如多少水果或面包会造成血糖的升降；哪种食物具有哪种类型的升糖效应；高纤维对食物吸收的影响；不同类型、强度、时间的运动需要对食物进行如何调整）。

五、饮食控制

饮食控制应该考虑个人和种族喜好以及患1型糖尿病的儿童、青少年或成年人的家庭习惯。

1. 糖类

（1）糖尿病饮食中糖类的总含量一般在总热量的50%~60%。

（2）应该避免摄入浓缩糖，除非是短时间突然运动或出现低血糖。10~15g的速效蔗糖或葡萄糖（如4~6盎司橘子汁、苹果汁或普通的含碳酸饮料、7小块硬糖），或10~15g包装的葡萄糖制剂，一般足够用来补充。现在一些糖尿病专家推荐日间低血糖只能使用浓缩糖，但其他一些专家建议除了午夜，日间低血糖也可以补充额外的糖类或蛋白质。这些人建议简单的糖类可以用于多数时段低血糖的处理，除了夜间使用外，因为给予糖类之后需要严密观察。高脂的巧克力糖不是最佳选择，因为脂肪的摄入会减慢单糖吸收，从而减缓低血糖的纠正。

（3）推荐进食复合高纤维糖类（麦麸、全麦早餐和面包、豆类、蔬菜、水果）。

（4）小部分糖尿病专家和营养师推荐低糖类/高蛋白饮食，可以减少胰岛素用量，从而便于调节食物摄取和胰岛素使用之间的平衡。这种饮食更适于成年人而非儿童和青少年，更适于2型糖尿病患者而非1型糖尿病患者。

（5）糖类计算的概念使饮食方法具有更大的灵活性，由于可以将各种糖类来源的食物进行换算，减少了以前对于个别糖类摄入的限制。

（6）注意食物间升糖指数的变异，以便根据各种不同类型的食物和点心（如面类影响血糖的缓慢效应及进食土豆、玉米、大米产品后影响血糖的快速效应）更准确地调整胰岛素。

（7）伴有乳糜泻（麸质敏感病）的患者在世界许多地区的1型糖尿病患者中占到5%~10%，小麦和谷类的摄入限制使他们转变为摄入更为快速吸收的糖类，因此势必需要更高剂量的餐时胰岛素来应对这些血糖高峰的冲击。

2．蛋白质

（1）糖尿病饮食中蛋白质的总含量一般占 15%～20%，限制动物来源的蛋白质而不是植物来源的蛋白质对心血管和（或）肾有益。

（2）就寝前摄入蛋白质和脂肪可能对预防夜间低血糖的发生非常有效，因为其可以减缓糖类的吸收。

（3）含糖、高脂的冰激凌可能是睡前简餐的理想选择，其蛋白质和脂肪含量可以降低夜间糖的利用率，因此可以减少夜间低血糖的发生。冲调的玉米粉或固体食物可以提供长效的糖类，从而抑制夜间低血糖。

3．脂肪

（1）脂肪的总含量一般不超过总热量的 25%～30%。减少动物饱和脂肪酸的摄入对心血管系统有益，而不饱和脂肪酸的摄入，尤其是蔬菜来源的不饱和脂肪酸，不需要严格限制。

（2）在对 1 型糖尿病年轻患者的许多调查中发现，脂质含量增加，尤其是在那些父母血糖控制不良的年轻患者组，在 40% 的年轻或成年 1 型糖尿病患者中存在这种现象。

（3）请遵循下述原则：饮用脱脂或低脂牛奶；每周不要超过 2～3 个鸡蛋（鸡蛋替代品可以）；人造黄油与黄油在饱和脂肪酸含量上没有区别，所以两者均应减少摄入；减少红色及棕色肉类摄入；增加家禽类、豆腐、鱼类和植物油；推荐食用脱脂乳酪。

（4）高胆固醇和（或）高三酰甘油患者，在摄入饱和脂肪酸和反式脂肪酸方面应该更加严格控制，可能还需要补充降脂药物。

4．一般注意事项

（1）根据体型和食欲制订总热量。

（2）计算的一般原则：从 1 岁每天 1000kcal 算起，每增加 1 岁增加 100kcal。

（3）对男孩来说，基础饮食的热量逐渐增加到每天 2600～2800kcal，但在体育运动或几周的野营活动情况下，一天可能需要增加到 3000～3500kcal 以补充消耗。

（4）女孩的热量限制应该从 10～12 岁（青春期早期）开始，因此到这个时期，饮食热量逐渐增加到每天 1800～2000kcal，然后需要根据代谢情况、活动情况和理想体重降低到每天 1100～1700kcal，平均为每天 1200～1400kcal。

（5）如果父母超重或肥胖，需要限制热量摄入并增加体育运动。

（6）为了补充过量活动的消耗，可以加餐或减少胰岛素用量。

（7）尝试通过血糖监测分辨低血糖的早期症状，以便及时给予速效糖类。

（8）节日或特别活动时，通常会增加食物摄入，因此需要适当增加胰岛素用量或增加活动量。

（9）对于有特殊宗教斋戒日的人群，应该进行教育以减少低血糖的发生。

六、运动

现代的糖尿病治疗方案包括每天坚持运动。

1．突发性运动

（1）短时间的暴发运动之前或之后一般需要额外补充速效糖类，而较长时间的运动则需要在减少胰岛素的同时增加糖类、蛋白质和脂肪摄入。

(2) 进行血糖监测以便了解食物的增加量或胰岛素的减少量可以平衡运动的消耗。

2. 较长时间的有计划运动

(1) 运动时间越长（有氧运动越多），越可能导致后续的低血糖效应（因为数小时后会加剧胰岛素效应），所以运动结束几小时后应该额外补充食物。冰激凌、巧克力或玉米粉以及其他含有高蛋白高脂的食物，可以用来平衡这种较长时间运动引起的降糖效应，可能是通过改变肝脏和肌肉的胰岛素受体发挥作用。

(2) 如果运动是有计划的，可以减少胰岛素用量，尤其是运动后几小时的胰岛素剂量减少。

3. 一般注意事项

(1) 理论上讲，患者可以选择减少胰岛素用量或补充额外食物来平衡运动消耗，但由于20%～30%的患有1型糖尿病的年轻女孩体重都超过理想体重的120%，因此在运动情况下也应该尽量避免过量的热量摄入。

(2) 鼓励运动。学校、公园、野营中的管理人员应该注意糖尿病患者的情况，并备有速效糖类以预防低血糖的发生，应该提供一定的指南以便辨别和避免低血糖。胰高血糖素的使用和有效性应该被广泛讨论并提供个体化建议。

(3) 所有使用胰岛素的儿童、青少年及成人应该佩戴医学警示标签，以防紧急情况的发生。

七、特别注意事项

1. 血红蛋白 Alc（糖化血红蛋白，HbA1c） 这个指标是反映之前4～12周内的血糖控制情况。

(1) 在红细胞的生存期（120天）中，葡萄糖以一种几乎不可逆的方式与血红蛋白结合。在任何一个时间，一份血样均会含有"新生的""中年的"及"衰老的"细胞，所以所含有的血红蛋白水平可以全面反映血糖水平，即在之前的1～3个月内红细胞所处的糖环境。但是似乎大多数的A1c检测过多反映了近2～4周的血糖水平。

(2) 使用高压液相色谱或凝胶电泳分离出 HbA1c 进行检测是最为可靠的方法。或者将 HbA1a＋b＋c（总糖化血红蛋白）分离出来作为血糖控制的指标。不管是 HbA1c 还是 HbA1a＋b＋c，均可以用来评估近几个月的平均血糖水平。HbA1c<8.0%基本合格，但没有较多的严重的低血糖发生，HbA1c<7.0%则更为理想。根据DCCT研究，HbA1c值越高，偏离理想值的时间越长，则发生糖尿病远期并发症（眼、肾、神经系统）的可能性越大，也更容易出现心血管系统异常。

(3) 对患有贫血或其他血红蛋白病的患者，果糖胺检测可以达到类似目的。

2. 关节活动受限（LJM，关节挛缩，糖尿病手部综合征） 患有1型糖尿病的青少年中有15%～30%的患者会出现LJM，可能是一部分青少年将来糖尿病并发症（视网膜病、肾病、高血压、神经病变）发生风险高达400%～600%的预兆。LJM可能是胶原糖基化的反应，因为身体长期处于高糖环境中。

(1) 就像 Rosenbloom 最初描述的那样，患者将双手合在一起呈祈祷状，前臂与地面平行。正常情况下双手所有的手指及手掌并列。

(2) Brink-Starkman 分类如下：0期，无异常；Ⅰ期，皮肤增厚，无挛缩变形；Ⅱ期，双侧小指挛缩变形；Ⅲ期，其他手指双侧受累；Ⅳ期，双侧手指和手腕受累；Ⅴ期，手指、手腕和其他关节受累。

3. 同时患其他疾病情况及酮症酸中毒处理 由于同时患其他疾病情况下可能出现急性胰岛素抵抗和脱水，因此需要特别注意，需要更频繁地监测血糖、血酮体或尿酮体，另外每天多次检查体重。

（1）除非疾病的主要表现为呕吐，每2~4小时给予速效胰岛素或常规胰岛素（每日胰岛素需要总量加上10%~20%的加强剂量），可以加入常规胰岛素剂量中或给予额外的补充剂量直到感染等应激消退。接受胰岛素泵治疗者，可以很容易地暂时增加基础量。

（2）止吐药由于其使用可能与莱耶综合征的发生有关而被质疑，但是丙氯拉嗪、曲美苄胺栓剂以及胃肠用铋液体制剂可以用来减少恶心呕吐。近来昂丹司琼也被投入使用。

（3）对于防止高渗性利尿引起的脱水来说，补充大量含盐液体（汤类、肉汁或电解质溶液如佳得乐、Lytren）可能比增加胰岛素更为重要。

（4）以每天数次的频率严密监测体重是一种评价整体脱水状态的简单方法，并且可以为家庭成员提供一个所需补充液体量的指示。在1~2天内的急性体重降低几乎完全是由于水分丢失造成的。

（5）家庭血糖监测是患者患病期间家庭监护的关键部分，但必须同时监测尿酮体或血β-羟丁酸；血糖水平超过180~240mg/dL伴有酮尿或β-羟丁酸水平升高，日间及夜间均需要每隔数小时增加10%~20%的胰岛素，以防止高血糖和脱水逐渐加重为代偿失调的酮症酸中毒、昏迷甚至死亡。

（6）饥饿和胰岛素缺乏状态下也可以出现酮尿（饥饿性酮尿）。血糖水平低于180mg/dL伴有酮尿不需额外增加胰岛素，而需要在家庭治疗方案中加入糖类液体（如佳得乐、甜果汁、含糖的碳酸饮料），与含盐液体交替补充。

4. 难以控制的糖尿病及再发的糖尿病酮症酸中毒 需要多次住院和静脉补液的儿童和青少年一般是那些没有得到父母良好监护的，他们在家里未能得到正规的血、尿检测，或是忘记注射胰岛素。不配合及心理问题是再次发生酮症酸中毒的主要原因。

5. 低血糖

（1）大多数时段的低血糖是可预料及预防的。

（2）很小的孩子发生严重低血糖反应（意识丧失或癫痫发作）的风险增高，因为他们不具备识别和（或）表达轻微低血糖症状的能力。

（3）在使用胰岛素的同时摄入含酒精饮料（通常是年轻人或成年人），数小时后可以导致长时间的非常严重的低血糖。因此应该让患1型糖尿病的年轻人及成年人普及相应知识，以防止类似事件的发生。

（4）在有严重但经常被忽视的抑郁和（或）严重家庭骚扰（如生理的、情感的或性虐待）的年轻人或成年人中，有目的地过量使用胰岛素被认为是一种自杀方式。

（5）近来研究提示，在许多糖尿病患者中，反调节反应的异常是造成长期不可预料低血糖发生的原因。

（6）低血糖反应的忽视与再发的严重低血糖发生有关，频率的血糖监测是必需的。为减少类似情况下的低血糖，主要力量应该放在"再训练"（称作低血糖觉察训练或血糖觉察训练）。这两种训练利用高频率的监测，使患者重新学习可提示严重低血糖发生的早期预警信号。如果低血糖的严重不良事件发生，应该考虑对腹部疾病、肾上腺功能不足、甲状腺功能紊乱和生长激素缺乏进行评估（在进行动态血糖监测和使用胰岛素泵的不同阶段也可见）。

6. somogyi 现象（反跳效应）

（1）somogyi 现象是胰岛素的过度作用导致的一系列事件。由于胰岛素剂量增多超过 1 天中的正常需要量，过量的胰岛素会导致摄食过量或直接的低血糖，这并不总是被识别出或报道。

（2）这种过量的胰岛素效应会引起反向调节激素的作用，进而出现反跳性高血糖。

（3）它最常见的形式是，由各种原因或多种原因（摄食不足、运动过量、胰岛素作用过度、乙醇）引起的相对轻微的低血糖导致随后持续 8～24 小时的高血糖。

（4）在少数情况下，这种反向调节效应如此强烈以至于引起了酮尿和完全意义的 DKA。

（5）尤其是在午夜，胰岛素过多而不是过少可以导致一些高血糖素事件的发生，认识到这一可能性，则可以得出减少胰岛素用量则纠正长期低血糖这一正确结论。

7. 黎明现象

（1）一些 1 型糖尿病患者可以出现因早餐进食加重的黎明时（4～8 时）血糖升高（并非由此导致）而且倾向于在上午中段时间达到高峰。这种现象经常由于胰岛素的不足和夜间生长激素以及皮质醇的大量增加而出现。

（2）这似乎与进食和运动无关，而且不能确定它是否说明肝葡萄糖生成增加和（或）外周葡萄糖利用减少，但的确代表对基础胰岛素的进一步需求，可以通过持续皮下注射如胰岛素泵的方式来完美解决。

（3）它可能与 somogyi 效应相混淆。夜间血糖取样可以有助于区分这两种情况。

（4）如果未使用胰岛素泵，有些人推荐在早晨 5～6 时，更多的人推荐在睡前注射中效胰岛素。在胰岛素泵的帮助下，增加胰岛素基础量来调节黎明现象通常比较成功，如新的长效胰岛素类似物（甘精和地特胰岛素）可以提供一个平稳的胰岛素分泌而没有夜间高峰。

8. 特殊的胰岛素需求

（1）在反黎明现象中，晚餐和晚上胰岛素需求量超过黎明前早餐时刻，这种情况的发生率在青少年中可以达到 10%～20%。

（2）其他患者也许并没有黎明或反黎明现象，只是一个相对平稳的基础需要量。有些人在晚餐需要少量胰岛素，另外一些人在下午早期阶段对胰岛素需要量有一个高峰。

9. 生长

（1）在患有 1 型糖尿病的男孩子和女孩子中，更常见前者有生长速度的下降，而且在大龄儿科和青少年人群中出现的概率是 5%～10%。

（2）明显的生长缺陷可以和青春期延迟、肝大，以及长期胰岛素缺乏和利用不充分导致的严重和慢性糖尿病失控有关。在世界上，有些胰岛素不能持续获得或者胰岛素被有意或秘密地不用情况。

（3）在易于肥胖（家族史、食欲旺盛和暴食、活动不足）的儿童和青少年亚组中，关注体重指数有助于鉴别是否有必要进行饮食和（或）社会心理学支持。

10. 青少年和成年人妊娠

（1）患有糖尿病并妊娠的青少年负担更重，进一步影响她们自己和胎儿。妊娠的前 3 个月的低血糖事件频率和程度通常会增加，而中间和后 3 个月又往往和迅速加重的胰岛素抵抗相联系，因此胰岛素的需要量大大增加。

（2）针对避孕和节育方法的讨论应该成为糖尿病医生的整个治疗方案的一部分。

（3）应该告知准备分娩的患者，最好在分娩前改善血糖控制，可以降低先天畸形和早产及其相关事件发生的风险。

（4）胎儿监测以及与高风险产科团队进行密切合作是非常有价值的。

11．甲状腺功能障碍和其他自身免疫内分泌疾病

（1）甲状腺疾病经常伴发于 1 型自身免疫性糖尿病。5%～10%的 1 型糖尿病患者患有多种甲状腺功能障碍，包括甲状腺肿、甲状腺功能亢进和甲状腺功能减退。

（2）1 型糖尿病患者常见的甲状腺问题继发于慢性桥本甲状腺炎，这也与 1 型糖尿病在很大程度上属于自身免疫紊乱这一概念相符合。甲状腺抗体每年检测应该与甲状腺功能检测同时进行，但是甲状腺功能正常的桥本甲状腺炎不需要立刻进行激素治疗。

（3）可能会发生与铁吸收不良相关的胃酸缺乏和轻微铁缺乏（与阳性的胃壁抗体相关）。

（4）肾上腺素缺乏（肾上腺炎）和卵巢衰竭（卵巢炎-性腺抗体）在 1 型糖尿病中也可见。

（5）谷氨酰胺转移酶、肌内膜或者其他谷蛋白相关的抗体阳性的腹部疾病在 1 型糖尿病人群中十分常见，尤其是祖先位于地中海及其周围的人群。和 1 型糖尿病相关的腹部疾病也可共存于 6%～10%的其他维生素和矿物质缺乏的疾病，如铁缺乏和钙与（或）维生素 D 缺乏导致的骨质减少。乳糖耐量异常可共存于在其他方面无症状的腹部疾病患者。

12．骨量减少

（1）在 1 型糖尿病中患病率和发病率并不确定，但很多研究报道患病人数在增加。

（2）如果伴有腹部疾病，即使没有症状，骨质减少的患病率和发病率也会增加。

13．高血压

（1）在努力降低与糖尿病并发症相关的发病率和病死率时，高血压应该给予强有力的治疗。

（2）原发性高血压可能发生在患 1 型糖尿病的青少年和年轻人中，应该回顾其详细的高血压和心血管疾病病史。大部分高血压和糖尿病肾病相关。

（3）在大多数情况下，噻嗪类利尿药可以被安全用来控制高血压。需慎用 β-受体阻断药，因为它会掩盖低血压症状。血管紧张素转化酶（angiotension-converting enzyme，ACE）抑制药不仅在恢复轻微高血压而且在降低肾小球滤过率和微清蛋白尿时发挥作用。因此，当高血压并存时，ACE 抑制药可作为选择性用药。

（4）通过血尿素氮、肌酐、夜间和 24 小时尿蛋白、肌酐清除率对肾功能进行连续评估，有助于肾病的早期发现。微清蛋白尿（在夜间或 24 小时收集量以及随机筛查血样中＞7～20mg 至 200～300mg 每天）可以鉴别糖尿病肾病的高危亚组人群。如果数值异常应该限制蛋白摄入量，尽管对大多数人来说这是一个很难执行的进食方案处方。在微清蛋白尿或蛋白尿出现甚至高血压没有出现时，ACE 抑制药也是有用的。为了延缓肾损害和可能性地逆转这种异常，控制高血压非常重要。戒烟也很有用。

（5）在 1 型糖尿病病程的最初 10 年里，蛋白尿和高血压的发病不应该被想当然地认为是糖尿病肾病的标志（在糖尿病的最初 10 年不常见），应该尽量探究其病因，尽管这种高血压可能被 ACE 抑制药有效地治疗。

14. 血脂 为鉴别哪些患者需要饮食脂质控制和强化胰岛素治疗，应每 6～12 个月进行空腹血中总胆固醇、三酰甘油、高密度脂蛋白，以及直接或计算的低密度脂蛋白的检测。抗脂质治疗，包括树脂如考来烯胺、降脂宁、吉非贝齐，和他汀类治疗（阿托伐他汀、辛伐他汀等）可以与胰岛素治疗联合应用，但后者要建立在家族风险分析和个体化的血脂资料基础上，即使是儿童植物固醇和甾烷醇也可被安全应用。

15. 眼科评估 在糖尿病进展阶段的前 1～2 年提倡进行基本的眼科学评估包括眼底拍片，并且提倡在发病后的 5 年，每 1～2 年重复 1 次，以用来发现视网膜的早期血管病变。血管荧光照片可以先于眼扩张检查和眼底拍片检查多年发现糖尿病视网膜病变的最早期异常，而且在糖化血红蛋白升高的人群中更具有价值。血糖控制不良与早期出现和严重的视网膜病变明显相关。视网膜病变也和长期血糖控制不良的迅速改善有关。视网膜病变的激光治疗可以保存视力。

八、持续血糖监测系统

（1）现已可以进行持续血糖监测系统，而且 5～15 分钟记录 1 次结果，尽管费用稍高。

（2）早期所用的系统在趋势分析方面很有价值，但对个体数值而言有 20%～30% 误差率，尤其是记录低血压时。

（3）新型记录器将误差率降到了 10%～15%，而且可以在血糖出现升高或者降低趋势时报警。

九、胰岛素泵，强化每日多次胰岛素注射，新研究

1. 概述

（1）当人们正在研究可完全植入的人工胰腺和胰腺移植（部分和 B 细胞）时，胰岛素泵（持续皮下胰岛素注射系统）联合强化的自我血糖监测系统已经在成年人和儿童中更广泛地使用开来。

（2）持续皮下胰岛素注射（CSII）和每日多次胰岛素注射（MDI）治疗已经在多学科健康专家小组开展的科研和临床试验中被成功应用。

（3）置入式和非侵袭式血糖传感器的发展正在进行，这将使糖尿病治疗得到革新。传感器和内置或外置的程序化的胰岛素注射系统相耦联，后者可以根据血糖波动调节胰岛素输入量从而使胰岛素用量恰如其分。现代的持续血糖监测系统可以和持续皮下胰岛素注射系统交换信息，但并不能实现完全自动。

2. 持续皮下胰岛素注射

（1）儿童、青少年和成年人均可使用胰岛素泵进行有效治疗。对婴儿和初学走路的孩子而言，CSII 是一种完美的用药方式，因为它可以立即终止输注并且可以实时调节剂量。

（2）成功使用胰岛素泵可以减少低血糖，尤其是使用胰岛素类似物时。

（3）在世界上大规模研究中，使用 CSII 可以使糖化血红蛋白获得 0.5%～2.0% 的改善。

3. 强化每日多次胰岛素治疗

（1）CSII 以 24 小时内小剂量和餐前大剂量的方式给予胰岛素类似物或常规胰岛素，而 MDI 是通过多种形式给予基础和餐时皮下胰岛素。以下是几个例子：①甘精或地特胰岛素在早餐前和睡前使用，餐前给予类似物或常规胰岛素，有必要的话加餐前给予额外用餐时胰岛素。（1 天 2 次长效锌胰岛素加餐前量）。②类似物或常规胰岛素三餐前使用，晚餐时使用甘精或地特胰岛素（睡前长效锌胰岛素加餐前量）。③早餐前使用甘精胰岛素，正餐使用类似物，常用于不需要睡前使用胰岛素的学

龄前儿童。④早餐前使用类似物或常规胰岛素加 NPH（或慢效），晚餐前单独使用类似物或常规胰岛素，睡前使用 NPH（或慢效）[1 天 2 次 NPH（或慢效）加餐前量]。⑤三餐前使用类似物或常规胰岛素加 NPH（或慢效），睡前单独使用 NPH（或慢效）[重叠使用 NPH（或慢效）加餐前量混合物]。⑥和⑤相同，不过在下午没有运动计划时同时在下午食用点心前使用胰岛素类似物。⑦三餐前给予类似物或常规胰岛素，晚餐时同时给予超慢作用的胰岛素（睡前超慢速胰岛素加餐前量）。

（2）胰岛素的调节原则类似于 CSII，要求每天频繁进行 SMBG，从而为调节胰岛素、食物和运动提供依据。

4．吸入式胰岛素 可能取代 MDI 中的餐时胰岛素，但是必须和注射基础量胰岛素类似物和重叠使用的中效胰岛素联合使用。短期内肺的安全性已经被证实，但是长期安全性尚不可知。

十、持续的教育，监护，父母支持

1．糖尿病教育

（1）教育是糖尿病治疗的关键因素。它应该包括确诊后短期内就获得的急救技能，并由健康护理团队不断地、持续地、周期性地更新和回顾。

（2）患者的整个家庭都应该被纳入教育范畴。

2．监护和父母支持小组

（1）小组提供机会对医生诊治进行补充。

（2）小组应该是信息化的、支持性和治疗性的。

（3）因特网有很多可获得国际性教育和支持的网站。

十一、总结

为 1 型糖尿病患者提供不断的教育并和支持的努力重点应该放在使其血糖尽量接近正常水平，且不造成过多的低血糖。关注儿童和家人的心理需要，健康医疗小组态度应积极，而不应该带有惩罚性，这样更多的患者就能摆脱 IDDM 的并发症，从而拥有更好、更开心和更持久的生活。

第三节 糖尿病酮症酸中毒

一、糖尿病酮症酸中毒

糖尿病酮症酸中毒（diabetic ketoacidosis，DKA）是基层保健医生最常见的内分泌急诊。据报道其病死率从<1%上升到10%，并且在儿童中占糖尿病相关性死亡的一大部分。DKA 更常见于 1 型糖尿病，但是在儿童 2 型糖尿病诊断中也有报道。DKA 的发生不能排除 2 型糖尿病诊断的可能性。所有与 DKA 有关的异常都可以追溯为数小时或数天以上胰岛素绝对或相对的缺乏。在新近诊断的糖尿病患者中，胰岛素缺乏是由于体内胰岛素分泌障碍引起。然而，在已知的胰岛素依赖性糖尿病患者中，胰岛素缺乏是因为外源胰岛素使用不当，或因为应激状态下对胰岛素需求增加而引起，如间发性感染（肺炎、尿道感染、上呼吸道感染、脑膜炎、胆囊炎、胰腺炎），血管疾病（心肌梗死、卒中），内分泌疾病（甲状腺功能亢进症、Cushing 综合征、肢端肥大症、嗜铬细胞瘤）、创伤，妊娠，或精神紧张（尤其是在青春期）。应激时伴随的反调节激素或应激激素分泌的增加（拮抗胰岛素作用

的激素——胰高血糖素、肾上腺素、皮质醇和生长激素)解释了这些疾病对胰岛素的额外需求。发生 DKA 的 10%～20%患者无明显诱因。当高血糖(血糖>200mg/dL)和代谢性酸中毒(血碳酸氢盐<15mmol/L,动脉/毛细血管 pH<7.3,或静脉 pH<7.25)时即可诊断为 DKA。

(一) DKA 的病理生理

1. 胰岛素作用

(1) DKA 中的一系列事件均由胰岛素缺乏引起,后者可以引起高血糖和渗透性利尿,最终导致脱水以及电解质消耗。

(2) 胰岛素缺陷刺激糖原分解(糖原分解为葡萄糖)和糖异生(蛋白质分解引起氮丢失和氨基酸的产生,氨基酸作为新葡萄糖形成的前体)。另外,脂肪分解生成脂肪酸和甘油,甘油又为新的葡萄糖的产生提供原料。

(3) 外周葡萄糖利用的降低(继发于胰岛素缺乏和抵抗)和液体的丢失(继发于渗透性利尿)引起高血糖症,体液丢失降低肾血流量和肾葡萄糖的滤过及排泄量。

(4) 脂肪酸被运输到肝并生成酮体(生酮作用),酮体引起高酮血症,外周利用酮体降低,加重高酮血症。酮血症导致酮尿,酮尿进一步通过相关的阳离子的丢失而消耗电解质。

(5) 酮离子不断累积,在耗竭机体缓冲能力的时候则发生酸中毒,这也解释了血浆阴离子间隙增高的原因。

2. 反调节激素的作用 肾上腺素、胰高血糖素、皮质醇和生长激素的过度分泌通过以下途径引起酮症酸中毒。

(1) 抑制肌肉,也就是外周胰岛素介导的葡萄糖摄取(肾上腺素、皮质醇、生长激素)。

(2) 激活糖原分解和糖异生(肾上腺素、胰高血糖素、皮质醇)。

(3) 激活脂肪分解(肾上腺素、生长激素)。

(4) 抑制残留胰岛素分泌(肾上腺素、生长激素)。

(二) 临床表现

1. 体征和症状

(1) 烦渴多饮、多尿和乏力是最常见的主诉,其严重程度取决于血糖升高程度和疾病持续时间。

(2) 可发生食欲减退、恶心、呕吐和腹痛(儿童较常见)且酷似急腹症。酮血症被认为是引起大部分症状的原因。年幼的儿童可表现为脱水、腹痛、或疲乏、口腔和会阴部念珠菌病。

(3) 肠梗阻(继发于进行性渗透性利尿引起的钾缺乏)和胃扩张会发生或者更易于发生。

(4) Kussmaul 呼吸(深度叹息样呼吸)作为代谢性酸中毒时的代偿性呼吸而发生,通常在 pH<7.2 时明显。

(5) 在神经学上,20%患者无任何知觉上的变化,但 10%会发生昏迷。

2. 体格检查

(1) 体温降低在 DKA 常见。发热应该视为感染的有利证据并充分重视。

(2) 深度呼吸或 Kussmaul 呼吸(呼吸的深度更重要而不是频率)出现,并且与酸中毒程度有关。

(3) 常出现心搏过速,但除重度脱水出现时,血压一般正常。

(4) 常能闻到烂苹果味呼吸。

(5) 皮肤弹性差明显，取决于缺水程度。

(6) 反射迟钝（与低血钾有关）。

(7) 急腹症的一些体征紧随着重度高酮血症而发生时需要鉴别诊断。

(8) 在极端 DKA 的情况下，可出现肌张力减退、嗜睡、昏迷、眼球运动不协调、瞳孔散大并最终死亡。

(9) 急进性疾病的其他征兆也可以出现。

（三）实验室检查

1. 糖

(1) 虽然血糖波动范围为正常值至产生高渗性昏迷时非常高的水平，但通常＞300mg/dL。

(2) 血糖水平的一个决定因素是细胞外液减少的程度。重度减少会导致肾血流量减少和糖排泄的降低。高血糖引起的渗透性利尿会造成严重的体液和电解质丢失，脱水和高渗状态。正常水平时血糖对渗透压的影响很小。DKA 时的高血糖水平往往能明显升高血浆渗透压（通常升高到 330mOsm/kg），但是不能升高到比高渗性高血糖状态（hyperosmolar hyperglycemic state，HHS）更高的水平。

2. 酮 3 种主要的酮体是 β-羟丁酸、乙酰乙酸和丙酮。检测时总酮体浓度一般＞3mmol/L，并能升高到 30mmol/L（正常高值 0.15mmol/L）。

(1) 入院时血清丙酮（由乙酰乙酸的非酶去羧基作用生成）浓度高，通常是乙酰乙酸浓度的 3 倍或 4 倍，与其他酮体不同，丙酮不引起酸中毒。

(2) β-羟丁酸和乙酰乙酸的比例（正常个体的比例是 1:1）在血中堆积到 3:1（中度 DKA）至 15:1（重度 DKA）的高水平。

(3) 标准的亚硝基铁氰化物和乙酰乙酸反应而不是 β-羟丁酸，它们和丙酮仅发生轻微反应，所以少量的酮体不能说明酮酸中毒不存在。

(4) 当 DKA 被纠正时，β-羟丁酸转变为乙酰乙酸，在亚硝基铁氰化物测试中显得更加阳性和明显。然而这并不是说明 DKA 状态恶化。

3. 酸中毒

(1) 代谢性酸中毒的特征是血液碳酸氢盐＜15mmol/L，动脉血 pH＜7.3。

(2) 酸中毒主要是因为血液中 β-羟丁酸和乙酰乙酸的堆积。

(3) 酮体是一种强酸，在生理状况下能完全分解进而产生酸血症。

(4) 由于灌注不足会存在一定程度的乳酸酸中毒。

(5) 高氯血酸中毒会发生，尤其是在静脉治疗后和 DKA 恢复期。治疗期间脱水较轻和肾功能保留较好的患者向这一特征发展的趋势较大。

4. 电解质

(1) 血钠水平可低、正常或高。升高的血糖使水从细胞内流至细胞外。尽管有脱水和高渗，但体液的重新分布会引起显著的低钠血症。高三酰甘油血症也能导致人为的低钠血症。

(2) 血钾水平可低、正常或高。血钾水平反映了酸中毒后从细胞内释放的钾和血浓缩程度。由于各种各样的环境，正常血钾或高血钾不能反映与进行性渗透性利尿同时存在的全身性钾缺乏。初始的低钾浓度证明体内严重缺乏,应该积极处理。

(3)入院时,血液中磷酸盐水平可以正常,但是如同血钾,当细胞内磷酸盐向细胞外转移作为一种分解代谢状态时,它不能反映身体的实际缺乏。由于渗透性利尿,磷酸盐随尿液丢失。

5. 其他实验室检查

(1)血尿素氮(BUN)一般在20~30mg/dL,反映血容量丢失。

(2)DKA时常见白细胞增多,为15000~20000个/μL,因此不能作为感染的唯一提示。

(3)血液淀粉酶水平会升高,原因未知,但可能源于胰腺(不是已明确的胰腺炎)或唾液腺。

(4)转氨酶会升高,但尚不知其意义。

(5)DKA中甲状腺功能变化不确定,这可能是甲状腺官能病症候群中的另一个例子。

(四)治疗

治疗目的包括补液、降糖、纠正酸碱和电解质平衡失调。有许多纠正措施,强调的最为重要的因素是把密切地临床和化学监测(对立于自动监测方法)作为降低发病率和病死率至最小的最好办法。

1. 常规处理方法

(1)需要密切观察糖、血酮、电解质、BUN、肌酐、钙、磷、动脉血气、尿糖和尿酮。另外应该仔细记录输入量和排出量,以及输注溶液的类型、方式和时间。胰岛素治疗开始时,每1~3小时收集一次数据,临床症状得到改善后,收集数据的频率可以降低。一般来讲,糖尿病酮症酸中毒的患者应该使用重症监护设施,以保证进行严密监测。

(2)如果患者出现休克、不省人事或昏迷,尤其是伴有呕吐时,使用胃管,并且推荐使用导尿管。

(3)严密监测钾离子含量非常关键。第2导联心电图可以对高血钾(T波高耸)及低血钾(T波低平并出现U波)的出现进行迅速评估。反射减弱及肠梗阻是缺钾的临床指征。

(4)仔细观察神经系统症状非常重要,有助于发现罕见但致命的脑水肿。

(5)开始治疗时,每30~60分钟测定血糖除了有助于了解血糖下降情况,还有助于提示何时应该在静脉注射液中加入葡萄糖。

(6)对于糖尿病酮症酸中毒的儿童来说,2袋液体同时输注是一种快速有效的补充葡萄糖的方法。这个系统包括2袋含有等量电解质浓度的液体,但其中1袋含有10%的葡萄糖,而另一袋没有葡萄糖。它们同时输注,每袋液体输注的速率可以分别调节,从而在维持稳定的补充液体及电解质的同时,达到一个理想的葡萄糖浓度。

2. 补充液体及电解质

(1)一般性原则:虽然个体化原则是糖尿病酮症酸中毒代谢紊乱状态的根本治疗原则,但纠正是总的治疗原则。

(2)补液:高糖条件下,液体从细胞内流向细胞外,因此细胞内液不足。同时,细胞外液(尤其是血容量)由于渗透性利尿作用大量丢失,电解质(钠、钾、氯、磷、镁)也有相当程度的缺失,但渗透性利尿表现为一种低渗性丢失,因为水比电解质丢失得更多。这种液体缺乏可以因其他原因造成的液体同时丢失(如呕吐)而进一步加重。补液的目标是使细胞内液和细胞外液都得到补充。

1）扩容期：严重的低血容量性休克的扩容治疗。

成年人，30～60分钟内补充20mL/kg盐水，或补充胶体（清蛋白或血浆）以维持血容量、血压和肾灌注。一旦这些指标得到恢复，应重新调整补液速率。儿童，糖尿病酮症酸中毒在儿童中很少引起休克，但一旦出现，应在30～60分钟内给予10～20mL/kg盐水。尽管有人倾向迅速多次给予10mL/kg生理盐水直到血压正常、毛细血管再充盈时间改善（<3秒）、触动周围血管搏动。但通常达到这些改善所给予的盐水输注应该少于2～3次。

其他临床表现的扩容治疗。成年人，1小时内输注生理盐水15～20mL/kg（通常成年人平均需要1～1.5L）直到低血压得到纠正、血容量和血压稳定、尿量正常（50～100mL/h）。儿童，如果没有发生休克，在尚未得到实验室检查结果之前，第一个小时内生理盐水的输注速率可以为5～10mL。一旦了解了电解质情况，根据血钾情况及是否少尿来决定是否补钾。儿童在需要很多补水情况下应转入急诊室。因此，建议在等床（如果时间不长）期间，静脉注射液体输注的速率应该以第一个小时的1.5倍维持，最多不超过每小时125mL。

①尿病酮症酸中毒和高糖高渗状态治疗规范

实验室检查：在简短的询问病史和体格检查后，应该进行初步的实验室检查，包括全血细胞计数、血糖、血电解质、血清尿素氮、肌酐、血浆酮体、渗透压、动脉血气分析和尿常规。如果有相应的临床指征，应预约心电图、X线胸片，血、尿、痰培养等。治疗过程中，使用葡萄糖氧化酶试纸在床边每小时监测毛细血管血糖，每2～4小时抽血检测血清电解质、血糖、血清尿素氮、肌酐、磷、静脉血pH。

液体：第一个小时输注1000mL生理盐水（0.9%氯化钠），然后根据血钠情况每小时250～500mL生理盐水或0.45%的盐水。当血糖低于200mg/dL后，改为含5%葡萄糖的0.45%盐溶液，以便在酮症得到控制之前持续的胰岛素治疗不会导致低血糖的发生。

胰岛素：静脉给予胰岛素每千克体重0.1U，然后每小时0.1U/kg持续输注。目标是使血糖下降速度控制在50～70mg/h。当血糖下降至200mg/dL时，换为D5 1/2生理盐水，同时胰岛素输注速率降为0.05U/（kg·h）。之后，调整胰岛素输注速率，将血糖水平维持在150～200mg/dL，直到血清碳酸氢钠>18mmol/L，pH<7.30。轻度或中度的酮症酸中毒患者，皮下注射速效胰岛素类似物是胰岛素补充的另一选择。

钾：如果血钾>5.0mmol/L，不需要补钾。如果在4～5mmol/L，在肾功允许的情况下（至少每小时尿量50mL），每升液体中加入钾20mmol/L。如果血钾在3～4mmol/L，每升液体中加入钾40mmol/L。如果<3mmol/L，停止胰岛素，同时每小时补钾10～20mmol/L，直到血钾>3.3后，改为每升液体中加入40mmol/L。

碳酸氢盐：如果动脉血pH<7.0或碳酸氢盐<5mmol，1小时内在200mL水中给予50mmol碳酸氢盐直到pH>7.0。如果pH>7.0则不补充。如果pH<6.9，2小时内在400mL水中给予100mmol碳酸氢盐和20mmol氯化钾。

磷：如果需要（血磷<1mg/dL），24小时内给予磷酸氢二钾20～30mmol。注意检测血钙；转为皮下胰岛素注射。

胰岛素应该持续输注直到酮症酸中毒消除（血糖<200mg/dL、碳酸氢盐>18mmol/L、pH>7.30）。

当达到这些指标后，可以开始胰岛素皮下注射。为了防止再次发生酮症酸中毒，在改为皮下注射胰岛素后，静脉胰岛素输注应该继续维持1~2小时。高糖高渗状态的治疗也应该遵循以上原则，但高糖高渗状态的治疗不需要补充碳酸氢盐。另外，当血糖达到300mg/dL后，即可改为糖盐。当血糖≥300mg/dL、渗透压<320且患者清醒时，高糖高渗状态即为纠正。

②儿童糖尿病酮症酸中毒急诊处理

儿童（低于18岁）糖尿病酮症酸中毒急诊处理与成年人不同，因为儿童患者急性脑水肿的发病率及病死率较高。

起始治疗措施：记录并监测生命体征，包括血压；评估脱水的严重程度和神经系统状态；床边血糖监测。注意：许多血糖仪无法监测600mg/dL以上，只是显示"HI"；留尿检测酮体。注意：酮症酸中毒患者酮体升高；取血检测血糖、酮体、电解质、血尿素氮、肌酐（肌酐可能由于酮体的升高而有升高的假象）和全血计数。检测静脉pH；开始静脉注射液体补充。在30~60分钟内给予10mg/kg生理盐水或乳酸林格液。注意：儿童糖尿病酮症酸中毒患者很少发生休克。不过一旦发生，给予20mL/kg生理盐水，可以多次重复给予直到患者血流动力学指标稳定。

床边指令：胰岛素静滴，常规胰岛素加入生理盐水（浓度：100U/100mL）中静脉滴注。静脉注射液体：2/3生理盐水+20mmol Kphos/L+20mmol Kacetate/L（总量：40mmol/L）；D10，2/3生理盐水+20mmol Kphos/L+20mmol Kacetate/L。

在输注合适的静脉注射液体前，迅速给予上述液体。同时给予上述液体，滴速不同，可能会改变葡萄糖的浓度，但是两种速率相结合可以达到理想的小时输注速率；尽快请儿科内分泌医生会诊。

基于实验室检查结果和临床进行评估，可以将酸中毒患者分为以下几类：轻度，pH>7.25，或CO_2>12，无精神状态异常；除非患者症状充分改善，否则应入院治疗。中度，pH 7.10~7.25，或CO_2 7~12，嗜睡；入院治疗。重度，pH<7.10，或CO_2<7，患者精神状态出现异常；入院治疗。除了一些特殊说明外，上述三类患者的起始治疗基本一致。

在等渗扩容期后，如果床边血糖高于300mg/dL，给予2/3生理盐水，加入上述电解质溶液（b），以最大速率的1.5倍维持，每小时不超过200mL。注意：除非患者表现为高血钾（>5.5mmol/L），收入急诊的前2小时即应开始补钾，或当开始补充胰岛素时补钾。如果患者为低血钾（<3.5mmol/L），严密监测血钾情况下在液体中加入氯化钾（60~80mmol/L）补钾。如果溶液尚未配好，继续输注生理盐水。如果床边血糖低于300mg/dL，滴注D10，2/3生理盐水，加入上述电解质。

胰岛素静滴起始量为0.1U/(kg·h)。对于轻度糖尿病酮症酸中毒患者，若无必要给予静脉注射用胰岛素液体输注，可以给予0.2U/kg诺和胰岛素类似物，并按照其他方案继续监护。每2小时测定电解质1次，直到碳酸氢盐开始上升，改为每4小时1次。但是如果存在高血钾（>5.5mmol/L）或低血钾（<3.5mmol/L），则方案需要改变。

每小时检测床边血糖。如果血糖下降至300mg/dL以下，而且患者已经开始补充胰岛素溶液，将溶液改为D10，2/3生理盐水，加电解质。在控制酸中毒期间将血糖维持在200~300mg/dL。

对于中度和重度的酮症酸中毒患者，严密监测生命体征及神经系统症状。预约儿童重症监护病房，并监测神经系统指征。

对于重度的酮症酸中毒患者，如果出现休克或感觉迟钝，尤其是伴有呕吐时，需要下胃管及导尿管。

禁忌：一次的大剂量输入液体，禁止超过 20mL/kg；禁止给予大剂量胰岛素；禁止给予大剂量碳酸氢盐；在开始胰岛素降糖前先注意补液并且始终注意保持液体的输入；在 2 小时内可以被医院急诊收容的情况下最好在入院后进行补液降糖治疗。

24 小时液体最小需要量的计算：对于体重在 10kg 以下的患者需要 100mL/kg；对于体重在 20kg 以下的患者需要增加 50mL/kg；20kg 以上体重每增加 1g，液体需要增加 20mL/kg；例如，25kg 的患儿需要的液体量是 1000mL＋500mL＋100mL＝1600mL/24h，或者 67mL/h；液体的需要量也可以按照每 24 小时 1500mL/m^2 来计算：10kg＝0.5m^2、30kg＝1m^2、50kg＝1.5m^2、70kg＝1.4m^2。

注释：血浆渗透压的估计：2（Na＋K）＋血糖/18＋尿素氮/2.8；阴离子间隙＝Na－（Cl＋HCO$_3$），正常为 8～16mmol/L 血清钠＝血钠＋（血糖－100）/100×1.6mmol/L。

2）再扩容：补液最初使用的液体应该为生理盐水，原因如下：由于血糖水平下降，缺水情况得到改善，液体向细胞内回流。这种重分配可以暴露血管内缺水的真实程度，而之前这种缺水被高血浆渗透压导致的细胞内液外流所掩盖。这种暴露可以进一步加剧循环血量的丢失，甚至在严重情况下可能导致循环衰竭。因此，使用生理盐水而不使用低渗溶液可以减少循环血量的进一步丢失。由于糖尿病酮症酸中毒的患者一般都表现为高渗，因此生理盐水与血浆渗透压相比，都可能成为低渗性液体（生理盐水＝308mOsm/L；1/2 张生理盐水＝154mOsm/L，5％葡萄糖＋生理盐水＝560mOsm/L，5％葡萄糖＋1/2 张生理盐水＝406mOsm/L，5％葡萄糖＝250mOsm/L），而血浆渗透压迅速下降是脑水肿的重要诱发因素，因此逐渐下降更为理想。这是在治疗起始阶段避免使用低渗性液体静脉注射最重要的原因。（有人使用乳酸林格液，这种液体比生理盐水中氯化物的含量低，因此可以减轻高氯性酸中毒，这可能与进一步的治疗有关。这种液体含有 4mmol/L 钾和 28mmol/L 乳酸根，这些可以缓慢的代谢生成碳酸氢盐。应该注意其渗透压为 275mOsm/L。）

3）重新补水阶段：成年人，再扩容阶段后，下一步的液体替代治疗的选择取决于补水、尿排出量及血清电解质的情况。一般来说，对于血钠正常或升高的患者，1/2 张生理盐水输注，4～14mL/（kg·h）；血钠降低者，相同速率的生理盐水输注。在成年人，一般用 24 小时内各种电解质缺乏是否纠正来评估补液是否充足。

儿童，由于儿童在糖尿病酮症酸中毒治疗阶段发生脑水肿的风险更高，同时没有明显的诱因，因此起初再扩容后应该注意重新补水阶段静脉注射溶液的输注速率。过多的液体给予同时钠离子补充不足可能引起脑水肿的发生，因此避免过度补水及降低血浆渗透压是有效的预防措施。很多人推荐，无论初始对缺水的评估及进行性的液体丢失情况如何，补液速率在每天 3000mL/m^2，第一个 24 小时不超过 4000mL/m^2。而另外有人认为，应该区分丢失量（与体重成比例）和基本需要量（与能量消耗成比例，如体表面积）。计算得到的维持量为每天 1500mL/m^2 加上估计的液体丢失量，48 小时内进行校正。当无法知道确切的液体丢失量时，可以按 10％计算。当进行性液体丢失非常多时，可以进行某些补液治疗。对那些脑水肿发生风险高的患者（如初发糖尿病的年轻人）来说，每天补液不应超过 2000～2500mL/m^2。对于液体的选择，在替代治疗的早期（第一个 12 小时），使用高张力的液体（超过 1/2 张生理盐水，如 2/3 张生理盐水、3/4 张生理盐水）有助于防止渗透压的迅速降低,这种迅速降低容易发生在血糖下降而后续治疗仍在继续的情况下。

在治疗的后一阶段,当脱水及细胞外液量补足后,只需要给予 1/5~1/2 浓度的生理盐水作为循环液体。如果最初钠离子的浓度超过 150mmol/L,补液可以使用比生理盐水更低张力的溶液(1/2、2/3、3/4 的生理盐水)。尽管不能完全依赖数学计算,但是,还是要考虑到血糖每上升 100mg/dL,血清钠离子会下降 1.6mmol/L。因此,可以由此推出血清钠离子浓度。

(3)钾离子:①随着酸中毒的纠正,钾离子重新进入细胞内,血清钾的浓度下降进而有可能出现低钾血症,而低血钾相对高血钾而言会造成更严重的并发症(例如严重的心律失常)。②在成年人,如果急诊收容时钾离子正常,那么在每升静脉补液中加入 20~40mmol 的钾离子使其保持在 4~5mmol/L。在儿童,推荐的起始补钾量为每天 3mmol/kg。由于随着酸中毒的纠正和治疗过程,钾的浓度会进一步下降,因此补钾的量随着治疗可能会增加从而使其保持在 3.5mmol/L,但是一般在补液中不超过 30~40mmol/L。补钾可以通过氯化钾、醋酸钾或磷酸钾来联合补充(2/3 的氯化钾与 1/3 的磷酸钾;1/2 醋酸钾和 1/2 磷酸钾)。如果急诊入院时血钾已经升高≥5.5mmol/L,可以暂时不补钾,每小时监测血钾 1 次。对血钾的补充应该时刻考虑化验结果、心电图及临床症状等综合因素。③如果入院时已经出现低血钾,证明机体缺钾严重。在成年人,如果血钾≤3.3mmol/L 时应该每小时给予 40mmol 钾离子(2/3 的氯化钾与 1/3 的磷酸钾),当血钾已经升高≥3.3mmol/L 时再开始使用胰岛素。如果缺钾更为严重那么可以给予更大量的补钾达到 60~80mmol/h。在儿童如果钾≤3.4mmol/L 时应该静脉液体里加入 40~60mmol/L 钾离子,直到血钾已经≥3.5mmol/L 时,应该每小时监测 1 次。④如果患者在低血钾时无尿,补钾应该谨慎从 10~30mmol 的氯化钾开始,并且每小时监测心电图。儿童静脉注射钾离子的推荐最大剂量为 0.5mmol/kg,从 0.25mmol/kg 开始。几乎每次补钾的量都要参考心电图。

(4)碳酸氢盐:①碳酸氢盐的应用始终受到争论。尽管严重酸中毒会影响心肌的收缩性、增加心律失常并且降低心脏及周围血管对儿茶酚胺的反应。但是在补碱治疗前不得不考虑以下因素。酮症酸中毒时二磷酸甘油的升高促使氧气从血红蛋白中解离出来,氧合曲线左移。这一结果可以部分被酸性体质所抵消,使氧合曲线不发生左移,保持基本正常(玻尔效应)从而组织能够得到充足的氧。如果补充碳酸氢盐理论上会使氧合曲线左移,从而组织发生缺氧。补碱治疗后患者钾离子迅速进入细胞内容易造成低钾血症。当开始治疗后,患者自身的大量酮体可以产生碳酸氢盐,外源补充碳酸氢盐可能会过量导致碱中毒。市场上的碳酸氢盐一般为高渗盐,可以加重已经存在的血浆高渗状态。补碱治疗可以导致神经症状(从意识不清到昏迷)。因为碳酸氢根和氢离子结合后可以解离成为水和二氧化碳,后者很容易通过血-脑屏障,因此即使外周的酸中毒得到纠正,反而会在中枢系统产生或加重酸中毒从而产生神经症状。尚没有证据表明,碳酸氢盐治疗可以加速代谢紊乱的恢复。②目前似乎缺少有力的证据支持补碱作为酮症酸中毒的常规治疗。下述情况下可以考虑使用:出现威胁生命的高血钾。酮症酸中毒伴有严重的乳酸性酸中毒。在伴有休克的成年人,动脉血气 pH<7.0 时,试图增加心脏输出的液体复苏方案无明显效果。对于经过数小时补液治疗血 pH 仍旧<7.0 的儿童,也可以慎重考虑补碱治疗。③在成年人如果 pH<7.0 或碳酸氢根<5mmol/L 时,可以缓慢给予溶有 50mmol 碳酸氢钠的 200mL 水直到 pH 增加到 7.0,持续 1 小时以上。如果 pH>7.0 时不能给予碳酸氢盐。④对于上述那些 pH<7.0 临床症状重需要补碱治疗的患儿,建议在 1 小时以上缓慢给予

1～2mmol/kg 碳酸氢钠，有些医生建议在 12 小时给予 1～3mmol/kg 碳酸氢钠。碳酸氢钠可以溶于带有钾离子的生理盐水并且作为补液治疗的一部分。同样，pH>7.0 时不能给予碳酸氢盐。如果使用其他液体，含有碳酸氢钠的浓度不能超过生理盐水的钠浓度。

(5) 磷酸盐：①酮症酸中毒的磷酸盐治疗同样受到争议。在酮症酸中毒时磷酸盐储备发生严重不足，然而由于血管收缩患者在急诊入院时测量的血清磷酸盐浓度往往在正常高限或已经增高。当发生严重缺乏时（<0.5mg/dL），往往伴有严重的器官功能紊乱。然而事实上临床上多无症状而仅有化学指标异常。值得注意的是，过分补充磷酸盐会导致急性的低血钙和低血镁。对于血磷<1.0mg/dL 并伴有心脏或骨骼肌无力、呼吸抑制或贫血的患者是否应该补充磷酸盐尚值得商榷。目前，一些补磷的适应情况已经常规得到接受。②补磷常有的方法是使用磷酸钾，在使用氯化钾补钾时要减去这部分钾离子。成年人在第一个 24 小时需要的磷酸盐的量大概为 50mmol。儿童需要的安全剂量为每天 1mmol/kg。通常可以把补钾量的 1/3 用来补充磷酸钾。使用 20～30mmol/L 的磷酸钾溶于液体中，对于肾功能不全的患者不能补充磷酸盐治疗。

(6) 镁离子：正常的镁离子浓度为 1.5～2.5mmol/L。尽管有时会缺乏（通常在长期的酮症酸中毒出现），一般不会引起太严重的临床问题。当严重缺乏时（<1mmol/L）可以给予硫酸镁溶液补充。

3. 胰岛素治疗

(1) 根据临床病情，胰岛素可以通过静脉通道、肌内注射或皮下注射的方法给予。轻微的糖尿病酮症酸中毒（pH>7.3、CO_2>15）患者，特别是不需要静脉补液时，皮下注射速效胰岛素类似物（赖脯胰岛素或门冬胰岛素）非常有效。可以起始给予 0.2U/kg，然后每小时给予 0.1U/kg，或者起始给予 0.3U/kg，然后每 2 小时给予 0.2U/kg，直到血糖下降到 250mg/dL，然后每 1～2 小时给予 0.05U/kg 或 0.1U/kg，直到酮症酸中毒彻底得到纠正。这一方案不适合严重的酮症酸中毒或高渗性昏迷，并且对于严重脱水的患者这种皮下注射胰岛素的方式也不合适。

(2) 对于中到重度的糖尿病酮症酸中毒，推荐静脉给予胰岛素。但是如果静脉通道无法建立而组织灌注尚好，同样可以使用皮下或肌内注射。

(3) 小剂量胰岛素持续输注（胰岛素泵）目前被儿童和成年糖尿病患者广为接受。其优点主要包括以下几个方面：①避免了由于血糖及渗透压不稳定或迅速波动造成的潜在危害。②进一步避免了可能在治疗后期出现的低血糖和低血钾。③通过胰岛素持续输注，血糖可以相对稳定速度的线性下降（每小时降糖的速度控制在 50～90mg/dL），方便在合适的时候更换补液的品种。（如在血糖下降到 250mg/dL 时可以加用糖盐水）。④患者可以在遇到突发的临床或化学事件时及时调整胰岛素输注的量。

(4) 胰岛素静脉滴注或输注的策略：①胰岛素 100U 通常与生理盐水 100mL 按照 1:1 的比例混合。在儿童可以使用相对稀释的 1:2 比例混合从而方便给予小剂量胰岛素，但是稀释后的最终液体总量不易过大。②成年人推荐的起始剂量为 0.1U/kg，但这个剂量不适合儿童，因为可能增加脑水肿的发生风险。推荐含有胰岛素的液体预冲洗管道。可以在常规管道上安装控速泵。③胰岛素输注速率为每小时每千克体重 0.1U 胰岛素，这个速率的胰岛素输注每小时可以使血糖降低 50～90mg/dL。④在静脉滴注液体中添加葡萄糖用来对抗脂解作用及酸中毒非常必要。在溶液中加入 5%～10% 的葡萄糖可避免血糖迅速下降，同时有助于在第一个 12～24 小时的治疗内将血糖维持在 200～250mg/dL。

⑤推荐每30分钟到每小时1次床边取指血监测血糖。⑥如果1小时胰岛素输注后血糖水平没有得到改善,胰岛素输注速率就要加倍直到出现改善。如果增速后1小时内血糖仍然没有改变,速率就要再次加倍,同时检查通道是否正常。⑦如果在治疗起始的3～4小时内,没有任何代谢方面的改善(无血糖的下降,无pH的改变并继续恶化),在检查静脉注射通道正常且无渗漏的情况下,缺水、隐匿性感染或其他并存的问题可能使身体反应复杂化。如果这些情况可以排除,那么胰岛素剂量的增加提示此为罕见类型的胰岛素抵抗,需要更高剂量的胰岛素。⑧治疗的主要目标是抑制生酮作用、逆转酸中毒,同时降低血糖。在几小时治疗后,血糖水平对治疗的反应比酮症酸中毒要迅速。一个常见的错误是在血糖水平接近正常值(液体中已经加入5%的葡萄糖)时,大量减少胰岛素用量或停用胰岛素。因为胰岛素的半衰期非常短(4～5分钟),这种情况可能会导致酮症酸中毒的恶化。因此在遇到这种情况时,在补液量允许的情况下,可以加快液体输注的速率或在液体中加入更多的葡萄糖(7.5%、10%或12.5%),而不是减少胰岛素用量。⑨检测血清酮体水平可能不能反映代谢状态的改善。血清碳酸氢盐和pH的改善以及阴离子间隙的下降是更为可靠的指标。糖尿病酮症酸中毒时,阴离子间隙[$Na-(CO_2+Cl)=12～14$]会增加。⑩静脉输注胰岛素一旦开始,应该直到酸中毒完全纠正以及血碳酸氢盐恢复正常(通常需要12～24小时)再改为皮下注射。但是,如果由于某些原因需要将静脉输注改为皮下注射,血碳酸氢盐水平达到18mmol/L是一个较为合适的转换点。另一个常见错误是静脉输注胰岛素已经停止,而第一次皮下注射常规胰岛素或速效胰岛素的时间延误。第一次皮下注射常规胰岛素应该在静脉输注停止前30分钟,而速效胰岛素为停止前15分钟。⑪在停止静脉输注胰岛素之后,不必按照传统的普通胰岛素作用时间为4小时来计算,可以按照下述方法计算:1天的胰岛素总量为0.7U/kg,在0.5～1U/kg均可。

早餐前给予总量的2/3,晚餐后给予1/3。餐前30分钟给予总量1/4～1/2的短效胰岛素或餐前15分钟给予速效胰岛素,其余的给予NPH。儿童可能对短效和速效胰岛素具有更高的敏感性。因此起始剂量应较小。甘精胰岛素是一种24小时内平稳发挥作用的胰岛素,与速效胰岛素联合适用于儿童糖尿病患者及糖尿病酮症酸中毒纠正后。通常,NPH一天总量的40%～50%是夜间(晚9～10时)给予甘精胰岛素,同时每餐前15分钟给予速效胰岛素。根据使用后几天内的指尖血糖(早8～10时、中午、下午4时、夜间、凌晨4时)调整胰岛素用量,同时调整饮食。

(五)并发症

(1)严密监测并及时纠正代谢异常(严重的酸中毒、低钾、低血糖、低钙)。

(2)非代谢并发症也会带来严重后果,因此对患者进行检查时应注意。

感染:尽管酮症酸中毒有时合并感染,但一般不会致死。如果出现体温升高,应该仔细寻找感染部位。

休克:休克的严重程度取决于血容量不足和酸中毒的程度。如果患者对常规的复苏措施没有反应,应该考虑病原学因素,如心源性休克(心肌梗死诱发)和革兰阴性脓毒症。

血管内血栓形成:这通常由严重的脱水、高血黏度和心排血量降低所诱发。脑血管最易受累,通常发生于治疗开始后的数小时到数天内。

肺水肿:可以在非心源性水肿的基础上出现。一般认为是由于补充晶体液过多所致。

(3)脑水肿:①糖尿病酮症酸中毒儿童发生脑水肿的比例为1%～2%,预后极差;通常发生于开始治疗后的 4~16 小时，尽管生化指标已有改善；值得注意的是有些患者在还未得到任何治疗之前已出现脑水肿。②一般来讲，在入院时无法区分这些患者与那些对相似治疗反应良好的患者；治疗开始后的几小时内，出现头痛、嗜睡、反复呕吐、失禁、高血压、心动过缓、精神状态改变、麻痹、不省人事。③检查可以发现颅内高压的症状，包括视盘水肿、眼肌麻痹以及瞳孔固定、散大、不对称；也有报道出现尿崩症和高热。病死率为 25%~70%，25% 会出现神经系统后遗症，只有 7%~14% 的患者恢复后不出现神经系统后遗症。④导致脑水肿的因素很多，如血糖下降过快导致水分进入细胞内造成脑细胞水肿；血浆渗透压下降过快（给予无蛋白液体）；中枢神经系统缺氧；碳酸氢盐的过多使用加重大脑 pH 的改变及异常的脑脊液酸中毒。最新数据表明，MRI 显示脑水肿是由于脑部灌注增加所致，细胞膜 Na^+/H^+ 交换通道激活，H^+ 的升高使过多的 Na^+ 进入脑细胞内，因此使更多的水进入细胞。乙酰乙酸和 β-羟丁酸（酮体）对血管完整性和通透性的影响可能在脑水肿的发生中发挥直接作用。发生脑水肿的高危人群是那些尿素氮异常升高、PCO_2 显著下降以及已经出现神经系统损伤伴有精神状态改变的患者。有人认为在治疗中血糖下降后血 Na^+ 没有上升是补水过多的表现，这些患者有发生脑水肿的危险。但是目前脑水肿发生的原因尚不明确，可能是上述因素以及一些尚未发现的因素共同作用的结果。⑤在糖尿病酮症酸中毒治疗初期，应该有一种合理的预防措施避免快速补水及血浆渗透压的迅速下降。补水开始时应该使用生理盐水，然后治疗的前几个小时换为张力高于 1/2 生理盐水的液体；在最初的几个小时治疗内，血糖可以缓慢下降（输注生理盐水时可以推迟 2 小时使用胰岛素，但是很明显这要根据患者血糖水平、酸中毒及临床症状来确定）；使用低剂量持续的胰岛素输注，而不是大剂量；治疗延续 48 小时而不是 24 小时。⑥脑水肿可能突然出现，没有任何预兆，或者可能出现嗜睡、头痛、意识丧失等先兆症状。应该警惕伴有意识衰退或精神状态波动的突发脑水肿；无先兆的突发性高血压的出现；没有临床症状改善或液体减少，而尿量出现忽然减少；Na^+ 降低到低钠水平；有效渗透压（$Eosm = 2 \times Na^+ + 葡萄糖/18$）下降至低于 275mOsm/kg。预后不良的征兆包括瞳孔出现散大、无反应、呆滞、瞳孔不对称，低血压和心动过缓，昏迷。急诊室中 CT 检查可能会有帮助，尽管脑水肿的改变可能会较晚出现。⑦如果已经诊断为脑水肿，治疗包括：立即给予静脉注射甘露醇（20 分钟内给予 0.25~0.5g/kg 或 1g/kg；必要时 1 小时内可以重复使用）；使用高渗盐溶液；呋塞米（1mg/kg），地塞米松（0.25~0.5mg/kg）（有报道在 1 例患者中成功使用，没有证据显示其有效性）。其他措施包括抬高头部、减慢液体输注速率、机械通气过度可能有助于减少脑水肿，但应避免 PCO_2 降低至危险水平。

二、高渗高糖状态

高渗高糖状态最初时被称为高渗高糖非酮症性昏迷，名称的改变说明精神状态的改变可能不一定为昏迷，而且高渗高糖状态中可能存在不同程度的酮症，虽然可能并不严重。尽管有报道会在儿童中发生，但通常发生在中年或老年患者。大多数患者有 2 型糖尿病病史或者无糖尿病病史，但也有报道在合并糖尿病酮症酸中毒的 1 型糖尿病患者中出现。在儿童中，病例报道显示肥胖的患有 2 型糖尿病的美国黑人儿童具有较高的发病风险。同糖尿病酮症酸中毒一样，它以胰岛素的绝对或相对缺乏为特征。若没有合并酮症时，传统上认为胰岛素水平足够来抑制脂解作用和生酮作用，但不足够抑制高糖，所以肯定还有其他机制的参与，因为在某些高渗高糖状态的病例中发现胰岛素水平与酮症酸中毒中的胰岛素水平没有明显差异。极高的血糖水平可能是由于绝大多数患者中肾功的下降与补液受限的同时存在，另外一般来讲，在进入急诊室之前，患者的渗透性利尿可能已经存在了较长时期。因此，糖尿病酮症酸中毒和高渗高糖状态可能代表了控制不良的糖尿病进行性临床表现的不同阶段，只是在脱水、酮症和代谢性酸中毒的严重程度方面有所不同。

第四节 儿童2型糖尿病、肥胖、血脂代谢异常和代谢综合征

一、2型糖尿病

（一）概述

（1）2型糖尿病不仅仅发生在成年人，最近研究证实，全世界儿童2型糖尿病的发生率有上升的趋势。20年前，成年人和儿童中2型糖尿病的发生率仅占所有新发糖尿病的3%，但如今却上升至45%。因为2型糖尿病和肥胖的密切关系，高血压、血脂代谢异常、非酒精性脂肪肝、代谢综合征等并发症的发生率也上升，而这些病与心血管病密切相关。这些多基因病与基因和环境因素相互作用有关，如肥胖、不运动、高脂饮食所导致的胰岛素抵抗。在皮马印第安儿童中，不论儿童的出生体重多少，母亲在妊娠期间是否患有糖尿病，或人工喂养，均易发生2型糖尿病。

（2）多囊性卵巢综合征是2型糖尿病的危险因素，因为胰岛素抵抗的发生并不取决于肥胖。31%的这些患者有糖耐量异常，其中7%~16%患有或即将患有2型糖尿病。

（3）青少年的成年发病型糖尿病/非典型糖尿病：①除了1型和2型糖尿病，还有一种特殊类型的糖尿病：青少年的成年发病型糖尿病（MODY）。MODY是常染色体显性遗传病，它是非胰岛素依赖型糖尿病的一种亚型。典型MODY在年龄<25岁的高加索人中发生率比较高，为非酮性非胰岛素依赖。5个基因的突变能引起这种病，这些基因包括肝细胞核因子-4α（HNF-4α，MODY1），葡萄糖激酶（MODY2），肝细胞核因子-1α（HNF-1，MODY3），胰岛素启动因子-1（IPF-1，MODY4），肝细胞核因子5β（HNF-1β，MODY，5）。MODY的患者并不是长期需要胰岛素。其他类型的MODY基因突变还仅限于研究阶段。②非典型性糖尿病（atypical diabetes mellitus，ADM）。在年轻时就患有糖尿病的非洲裔美国人当中，ADM占10%。与高加索人患有的MODY相比，ADM呈现出急性发作的特点，常常与体重降低、酮症、糖尿病酮症酸中毒相关。50%的ADM患者肥胖。起初区分ADM和1型糖尿病有些困难，几个月或几年后非胰岛素依赖的临床过程将ADM患者与1型糖尿病清楚地区分开来。

（二）发生率

2型糖尿病在土著美国人、拉丁美洲移民和非洲裔美国人中发生率最高，他们家庭中儿童患有2型糖尿病的也很多。发病的高峰年龄是13~14岁，仅次于青春期生理性胰岛素抵抗的发生。在7~11岁的消瘦非洲裔美国儿童中，胰岛素的水平显著高于同样白种人儿童，可能是易患肥胖和2型糖尿病的原因。

（三）胰岛素抵抗综合征/代谢综合征

在儿童中胰岛素抵抗和代谢综合征的危险因素比原先预测要普遍得多。危险因素包括肥胖症、血脂异常、高血压、高胰岛素血症、糖耐量受损、微量蛋白尿等。很多卫生组织对代谢综合征的定

义不一样，但是大部分认为低 HDL 和高三酰甘油水平是两个特征。

虽然在儿科代谢综合征的治疗和诊断上没有达成一致，但是一致认为 ADA 和 AHA 对儿童肥胖的预防和治疗应该是非常重要的。除了 BMI 指标外，腰围也是一个很好的指标。腰围越大，胰岛素抵抗的发生率越高。已经确认出儿童和青年人的腰围百分数可供诊断时使用。

1. 肥胖 空腹血浆胰岛素含量与血脂浓度以及血压密切相关，而血脂与血压反过来也与糖尿病和肥胖密切相关。儿童中肥胖和继发性血脂异常以及高血压三者密切相关，青少年中肥胖和冠心病的病死率密切相关。出生时体重大也是心血管病的一个危险因素。母亲是糖尿病患者，子女在 10~16 岁高血压和高脂血症的发生率明显增加。

2. 胎儿 胎儿期的发育情况对心血管病的发展具有重要作用。许多研究发现，胰岛素抵抗和出生时的体重有相关性。胎儿长期营养不良将导致将来发生胰岛素抵抗。这种出生低体重所带来胰岛素抵抗的风险独立于成年后肥胖因素之外。胎儿营养不良来源于母体营养不良，他们长大后将可能会患有高脂血症、高血糖和高胰岛素血症。

3. 胰岛素抵抗检测

（1）稳定型胰岛素抵抗指数（homeostasis model of insulin resistance，HOMA-IR）是检测胰岛素抵抗的生化方法。

（2）在年轻人群中，HOMA-IR 指数是一种很好的非侵入检测方法，它的敏感度为 66%，特异度达到 66%，诊断值为 3.16，＞2.5 为成年人诊断标准。计算方法为空腹胰岛素水平（μU/mL）×空腹血糖（mg/dL）/22.5。

（3）HOMA-IR 指数≤3 为正常，7~10 可认为存在胰岛素抵抗。不过各实验室之间的数据还存在一定的差异。虽然各个数据不太一样，但是 HOMA 指数升高预示患糖尿病的危险性增加。

（四）糖尿病病理生理

2 型糖尿病同时合并有胰岛素抵抗、肝糖原输出增加和胰岛素对血糖升高的敏感性下降。长期高血糖将损害胰岛的 B 细胞，从而导致胰岛素抵抗和高血糖的发生。损伤的 B 细胞不能合成胰岛素，甚至在高血糖的情况下，也预示着机体从胰岛素抵抗向典型 2 型糖尿病的转变。

（五）糖尿病和糖尿病前期病变的筛查

第一步是检测空腹血糖、胰岛素水平以及血红蛋白 A1c。尽管在血糖代谢异常时，血红蛋白 A1c 有可能正常，但是数值＞6，应引起足够重视。胰岛素水平在青春期可能升高。空腹胰岛素水平＞2μU/mL 表示胰岛素抵抗。青春期前胰岛素水平在 10~15 则应引起重视。事实上血糖值比胰岛素水平更重要。空腹血糖值在 100~125mg/dL 表示血糖调节受损，＞126mg/dL 与糖尿病的诊断相关，OGTT 2 小时血糖 140~199mg/dL 表示糖耐量异常。＞200mg/dL 可诊断为糖尿病。最近的儿科研究发现，仅仅用空腹血糖指标，他们将会漏掉50%的糖耐量异常的病例。他们建议肥胖、患有黑棘皮症以及有糖尿病家族史的年轻人必须接受 OGTT 试验，即使空腹血糖水平低于 100mg/dL。

（六）鉴别诊断

症状和体征（多饮，多尿）；随机血糖＞200mg/dL，或空腹血糖≥126mg/dL，或 OGTT≥200mg/dL。

1 型和 2 型糖尿病在临床表现方面差异不显著，在发病起始阶段鉴别并不容易。尽管如此，1 型和 2 型糖尿病的鉴别诊断仍依靠临床表现。1 型糖尿病的儿童主要表现为体重减轻而不是肥胖，2 型糖尿病则是肥胖。多尿、多饮以及糖尿病酮症酸中毒的发生率高，均为典型的1型糖尿病的症状。给予胰岛素治疗能维持1型糖尿病生存。5%儿童患者的一级亲属或二级亲属也有这种异常。有些儿童患有2型糖尿病合并酮症酸中毒，他们同样需要胰岛素治疗。90%患有2型糖尿病的儿童中同时患有黑棘皮症，这是一种易发生在颈部周围和皮肤溃烂处的皮肤病，与胰岛素抵抗密切相关。多囊卵巢综合征与胰岛素抵抗也相关，并且在2型糖尿病的儿童中较常见，同时还发现有脂代谢异常和高血压。

在2型糖尿病的患儿中，17%~32%患有高血压，4%~32%表现有高三酰甘油水平。在皮马印第安部落，22%儿童还存在尿蛋白异常。

非典型性糖尿病多见于有青年发病家族史的非洲裔美国人。胰岛素治疗在发病初期需要，后期不一定需要。

糖尿病的病因学分型如下。

(1) 1型糖尿病（免疫介导）。

(2) 非典型糖尿病。

(3) 成年发病的青少年型糖尿病（MODY）。

(4) 2型糖尿病：①胰岛素抵抗；胰岛素缺乏；分泌缺陷。②MODY；B细胞功能缺陷。③脂肪萎缩性糖尿病。④囊性纤维化。⑤库欣综合征。⑥药物性糖尿病（糖皮质激素）。⑦感染（先天性风疹）。⑧妊娠。⑨其他遗传缺陷。

（七）儿童2型糖尿病临床表现

未识别出的低血糖42%；多尿58%；拉丁血统的47%；黑种人37%；高加索人11%；平均年龄14.3岁；黑棘皮症90%；2型糖尿病家族史80%；高血压15%~25%；平均血糖397mg/dL；糖化血红蛋白A1c平均为9.3%；平均胰岛素水平76.8mU/L；C肽5.5ng/dL；总胆固醇水平升高；LDL水平升高；向心性肥胖；体重＞理想体重的120%；BMI指数＞第85个百分位数；最近无体重减轻；糖尿病酮症酸中毒30%。

（八）糖尿病诊断和评价

对于高危人群如肥胖家族，学者建议检测空腹血糖、胰岛素水平、C肽，还可以行OGTT试验。如果高度怀疑，建议OGTT试验，即使空腹血糖正常。

2型糖尿病的儿童患有高血糖，血糖升高幅度不如1型糖尿病，同时还伴有高胰岛素和C肽，1型糖尿病的自身免疫标志物，如胰岛细胞、GAD抗体和酪氨酸磷酸酶自身抗体往往缺如。

（九）2型糖尿病急性并发症

(1) 糖尿病酮症酸中毒：研究表明，42%非洲裔美国年轻人有酮尿，25%符合糖尿病酮症酸中毒标准。DKA在1型糖尿病中发病率高并具有一定的病死率，但至今仍没有在2型糖尿病中DKA发生率或病死率的相关报道。

(2) 高渗性昏迷：这也是威胁生命的急症。诊断标准是血糖＞600mg/dL，血清渗透压＞330mOsm/L，而酸中毒的情况比较轻（血清碳酸盐＞15mmol/L，尿酮体≤15mg/dL）直接诱因包括感染、药物治疗、不坚持糖尿病治疗，诊断不明的糖尿病，滥用药物以及合并其他慢性疾病。在文献报道的29例高血糖高渗状态的青少年患者中，其中26例是非裔美国人，并且22人为男性。对于成年人这种并发症意味着高死亡率。

（3）恶性类高热综合征合并横纹肌溶解症：这是一种罕见的综合征，包括高血糖高渗状态合并一个恶性的发热、横纹肌溶解症，并且在胰岛素注射后有严重的心血管功能失调，经常会导致死亡。

（十）糖尿病治疗

1. 减肥和锻炼身体 减轻体重和增加体育锻炼能够减少 2 型糖尿病的发生，改善 2 型糖尿病儿童的血糖控制。

（1）目标。目标是正常化血糖和血红蛋白 A1c 水平，并控制高血压和血脂紊乱。如果控制饮食和体育锻炼不能够减轻体重也不能使血糖水平正常化，那么应该考虑药物治疗。

（2）改变生活方式。许多因素会增加胰岛素敏感性，其中大多数可以通过改变生活方式达到。这些包括：①参加有强度的有氧运动。②增加肌肉。③减少身体脂肪，尤其是内脏的脂肪。④减少循环脂肪的水平，包括三酰甘油和游离脂肪酸。⑤吃富含抗氧化剂的食物。⑥增加身体运动。⑦减少精神和身体应激。⑧增加摄入食物纤维。⑨减少饱和脂肪酸和反式脂肪酸的摄入。⑩减少摄入升糖指数高的精制食物。⑪每天吃健康的早餐。⑫有足够的睡眠。⑬治疗睡眠呼吸暂停。

2. 口服药物 对于新住院的 2 型糖尿病患者，在胰岛素初步控制血糖后，医生往往使用口服药物治疗 2 型糖尿病。

（1）二甲双胍：二甲双胍可以降低肝糖原的产生并且增强肝和肌肉对胰岛素的敏感性。普遍首选的口服药物是二甲双胍，因为它能导致体重减轻并且不产生低血糖。与安慰剂相比，二甲双胍减少了 4.8%的体重，并在统计学上显著减少在 BMI、腰围、空腹血糖和空腹胰岛素的水平，LDL 和三酰甘油浓度也随之减少。二甲双胍也可使排卵不正常的患多囊卵巢综合征的女孩排卵正常。当患者肾功能受损并摄入放射性物质、肝疾病、严重感染、酒精中毒或妊娠等时，二甲双胍应当停用。它的不良反应是消化道反应，但常随时间而消失。儿童的用药剂量尚未完全规范化，学者一般从低剂量开始，比如第一周 250mg，正餐时服用，然后逐渐增加到每天最大剂量 2000mg。

如果二甲双胍单药治疗效果不明显，那么可考虑增加磺胺类药物或者是胰岛素，或者考虑给予格列奈类或者是葡萄糖苷酶阻断药。对于有着不规律饮食习惯的青少年可考虑给予格列奈类。

对于有症状或酮尿的高血糖患者，类似于治疗 1 型糖尿病患者，学者给予胰岛素治疗。随后当血糖控制稳定后，增加二甲双胍的量同时减少胰岛素注射量。

（2）磺脲类：促进胰岛素分泌并可用于成年人或者是 MODY 患者中。磺脲类药物能够导致低血糖和体重增加。

（3）对苯甲酸（瑞格列奈）：对苯甲酸短效促进受血糖调节的胰岛素的分泌。

（4）葡萄糖苷酶阻断剂（阿卡波糖，米格列醇）：葡萄糖苷酶阻断药可以减缓糖类吸收和糖类的分解，降低餐后血糖升高。因为胃肠胀气等不良反应，儿童可能不愿意用这些药。

（5）噻唑烷二酮类：噻唑烷二酮类能改进外周胰岛素敏感性并且减少三酰甘油的浓度，与肝损伤有关因此不再推荐。罗格列酮和吡格列酮是临床使用药物，但 2007 年报道罗格列酮有心脏不良反应，同时许多内分泌学家质疑他们是否应该继续使用这类药物。

（6）艾塞那肽：艾塞那肽属于一类称为肠促胰素类似物的药物，因为它们与一种被称为肠促胰素的激素有类似的作用。与直接将葡萄糖注入血液相比，人们口服相同含糖量的食物时胰腺可以释放更多的胰岛素,这个现象帮助人们发现了胃肠道有重要控制血糖作用的激素。肠促胰素在食物刺激下由细胞合成。其中一个是胰高血糖素类似肽 1 (glucagon like peptide-1, GLP-1)。GLP 或艾塞那肽通过如下途径减低血糖:①改善胰腺分泌胰岛素的水平。②降低胰高血糖素的释放。③减慢食物从胃排空的速度,并且促进一种饱食感。

对于 2 型糖尿病患者,艾塞那肽可以与磺酰脲类或二甲双胍合用,并且注射使用。不良反应包括轻度恶心,最常出现在初次使用,偶尔会导致低血糖并有逐渐减轻体重的作用。

(7) 利拉鲁肽:利拉鲁肽是另一种肠促胰素类似物,现在正在进行临床研究。

(8) 西格列丁和维格列丁:GLP-1 能被一种 DPP-4 酶快速降解。这两种药的作用是阻断 DPP-4,增加体内 GLP-1 的水平,促进胰岛素的产生并且抑制胰高血糖素的分泌,与艾塞那肽的作用相似。这些药降低餐后血糖水平并且影响信号通路阻止肝合成糖原。用药途径是:口服 1 次/d。最常见的不良反应包括胸闷、流鼻涕、喉咙痛、头痛、腹泻和关节痛,与体重增加无关。

(9) 普兰林肽:进食时正常胰腺分泌胰岛素和胰淀素,当缺少足够的胰淀素,如在糖尿病患者中,食物中的血糖进入血流的速度比正常人更快,导致血糖水平升高。普兰林肽是一个人工合成的人胰淀素类似物,可以通过以下几种方法阻止饭后血糖升高:①减缓食物离开胃的速度。②抑制餐后胰高血糖素的分泌,降低血糖从肝释放的速度。③降低食欲。在 1 型和 2 型糖尿病患者中,当通过大量使用胰岛素而无法控制血糖时,推荐使用普兰林肽。在本文中,学者只推荐成年人使用普兰林肽,也是一种可注射用药物,最普遍的不良反应是轻到中度恶心。

3. 胰岛素 可使高胰岛素血症合并低血糖血症和体重增加,此时使用胰岛素可能恶化病情。一些内分泌学家建议早晨口服药物睡觉前注射胰岛素,这样可以降低夜间肝糖原(降低空腹血糖)水平,并增强磺脲类药物的作用。

4. 慢性并发症

(1) 高血压:2 型糖尿病中合并高血压的发病率为 10%～32%。2 型青少年糖尿病患者诊断为高血压的概率是 1 型青少年糖尿病患者的 8 倍。

(2) 肾病:也可出现微清蛋白尿,尤其在 pima 印度安人,其中 22% 有微清蛋白尿。清蛋白尿和肾病在青少年 2 型糖尿病中进展很快,但是在相同血糖水平的 1 型成年人糖尿病患者中显著减少。

(3) 视网膜病变:与肾病相似,相对于 1 型糖尿病患者,视网膜病变较少出现在 2 型糖尿病患者中(4% 比 20%),但是在 2 型糖尿病患者中,发生糖尿病时间明显缩短,因此很难得出结论。

(4) 血脂紊乱:当诊断为 2 型糖尿病时,许多青少年已经出现血脂紊乱。

(5) 非酒精性脂肪肝:这是肥胖和糖尿病患者慢性肝损伤最重要的原因。研究发现,加拿大青少年 2 型糖尿病患者中 22% 有肝酶高。

(6) 心血管和动脉粥样硬化并发症:多达 71% 的 2 型糖尿病患者没有生理性夜间血压降低,这是心血管危险的预警。一个超声成像研究表明,儿童糖尿病心室后壁与室间隔厚度高于参考范围,另一个研究报道,22% 的青少年 2 型糖尿病患者有左心室肥大。

(7) 神经病变:儿童和青少年 2 型糖尿病患者尚无关于神经系统损伤相关方面的系统报道。

(8) 精神紊乱:2 型糖尿病患者中有大量精神疾病患者,包括抑郁、精神分裂、双向性精神障碍、孤僻、精神迟滞、精神不集中、强迫症和行为异常等。

（9）总结：随着儿童 2 型糖尿病患者的增加，应当加强早期防治措施并且扩大早期糖尿病的治疗。遗憾的是，与成年人相似，青少年 2 型糖尿病的起源与并发症的风险密切相关。部分儿科医生由于犹豫或者缺乏经验，未能早期使用一些药品，比如治疗高血压、血脂障碍和 2 型糖尿病的药物。

二、肥胖

（一）概述

据国际肥胖委员会估计世界上有超过 3 亿的肥胖者，并且有 10 亿人超重。预测肥胖儿童的寿命可能会缩短。儿童肥胖逐渐增加的趋势继续持续。这代儿童将成为在现代社会中第一代不如他们的父母生活寿命长并且更不健康的人群。统计数据显示 1963—2000 年，美国 6~11 岁超重孩童从 4%增加到 15.3%，同时在过去的 10 年里，2~5 岁超重儿童发病率也增加可达 10%。有 66% 的美国成年人肥胖或超重，在过去 20 年中孩子和年轻人增加最明显。

现在的西式食物含有高能量、高脂肪、高甘油酯、高果糖和低纤维，同时营养元素单一，这些可高度促进胰岛素生成，从而使胰岛素增加并促进大脑进食，其机制为：①通过抑制瘦素的有效性而阻断从身体脂肪到大脑的信号。②多巴胺促进进食信号，通过化学多巴胺传递，使人有进食欲望并获得快感。

瘦素调节热量的摄入和消耗。当瘦素功能正常时，可增加体力活动，降低进食欲望。相反，当瘦素的分泌被抑制时，人体的健康感和活动能力下降，食欲增加，这种状态被称为"瘦素抵抗"。

肥胖导致的各种代谢后果常常从儿童时期开始。根据对成年人的研究，肥胖是患 2 型糖尿病最重要的危险因素，同时也与胰岛素的分泌增多有关。成年人的心血管疾病可能是儿童时期的肥胖所导致，而与其成年后的体重无关。世界上许多人群均属于肥胖的早期阶段，如美国本土人（皮玛族、彻罗基族、麦斯卡罗族、阿帕奇族、欧涅达加族、纳瓦乔族）、非裔美国人、西班牙人。

成年人胰岛素的与餐后分泌和敏感性，与内脏性肥胖的相关性较全身性肥胖大。Bogaloosa 心脏研究表明：与高加索人比较，非裔美国青少年中肥胖的人数更多，口服葡萄糖后胰岛素水平和胰岛素与血糖比值均升高。

目前有报道证明，儿童的体重与成年人动脉粥样硬化有一定的相关性。Boga-loosa 心脏研究、Muscutane 研究，Minneapolis 儿童血压研究等 3 项研究证明，儿童的生理异常与成年人心血管疾病有一定相关性。

（二）发生率

33% 的美国成年人体重指数（BMI）在总体人群的 80% 以上。根据国家健康和营养调查（NHNES）1、2 和 3 可知：年龄 6~17 岁的美国儿童中有 23% 的人的 BMI 在 85% 以上，其中有 11% 的人的 BMI 在 95% 以上，年龄 6~11 岁的非裔美国女孩较高加索人超重的人数更多。在非裔美国人、美国本土人、贫穷以及知识程度低的人群中，肥胖更为多见。每 10 年的儿童肥胖增长率为 30%，这样的高增长率反映出其主要原因为非基因因素。因此，肥胖是以脂肪的形式储存过多热量的遗传易感性相互作用的结果，同时也对胰岛素抵抗、B 细胞功能的损害、血脂异常和高血压有易感性。

（三）定义

儿童超过 BMI 的 80% 定义为超重，高于 95% 为肥胖。BMI 是通过用体重（kg）除以身高（m）

的平方，单位为 kg/m²。除此以外，儿科医生还常常利用标准曲线来确定相应身高和年龄的儿童体重是否属于肥胖。

身体脂肪分布常常参考腰围。对于青春期前和青春期的青少年胰岛素抵抗和血脂异常、成年人 2 型糖尿病、心血管疾病、卒中以及死亡，中心型肥胖均是其独立的危险因素。来自网膜脂肪的游离脂肪酸直接进入肝门静脉循环，肝游离脂肪酸增多，使葡萄糖增多和胰岛素清除减少，最终导致胰岛素抵抗和血脂异常。

（四）并发症

与成年人一样，在儿童中也存在着许多与肥胖相关的并发症。

（1）胰岛素抵抗。

（2）非胰岛素依赖性糖尿病或 2 型糖尿病。

（3）血脂异常。

（4）过早发生动脉粥样硬化。Bogaloosa 心脏研究表明：动脉粥样硬化可在儿童期发生，高 BMI 与早期的动脉粥样硬化斑块形成有关。因此，成年后需要较早进行治疗防治心血管疾病。C 反应蛋白和脂蛋白 α 可作为儿童将来发生动脉粥样硬化的指标。

（5）高血压（甚至于发生在 2～5 岁的超重儿童）。在一项研究中，10.6% 的超重和肥胖儿童的血压较正常体重组的儿童高。

（6）胰岛素抵抗/代谢综合征。其是一组包括高血压、血脂异常、胰岛素抵抗的综合征，这是早期心血管疾病最常见的致病因素。

（7）低自我评价。

（8）假性脑瘤。

（9）睡眠呼吸暂停。

（10）股骨头骨骺滑脱症。

（11）非酒精性脂肪性肝炎/非酒精性脂肪性肝病。非酒精性脂肪性肝炎/非酒精性脂肪性肝病是成年人发生慢性肝病的常见病因，而在青少年中肝酶异常升高的常见原因是肥胖。多达 10% 的肥胖儿童会有丙氨酸氨基转移酶水平的异常，超重儿童肝酶的异常有可能是受累于合并高胰岛素血症、高脂血症以及抗氧化能力下降的结果。

当肝酶升高或超声发现肝脏检测的异常，都应首先考虑非酒精性脂肪性肝病的诊断，但是下诊断前应首先排除患者罹患慢性肝病的可能。流行病学结果显示，儿童酒精性脂肪性肝病的患病率正呈一个增长的趋势，至少已在美国得到证实，这和肥胖的患病率增长呈平行的关系。肝的病理表现包括了从单纯性脂肪肝，脂肪性肝炎，进行性肝纤维化到肝硬化的改变。即使在儿童，非酒精性脂肪性肝炎也有发展为肝硬化的可能。非酒精性脂肪性肝病的发生常与胰岛素抵抗相关，而后者包括了肥胖、糖尿病以及胰岛素抵抗综合征。

Levine 提供的数据表明维生素 E 有可能使这些患者转氨酶的水平恢复正常。另外，即使适度的酒精摄入也能加重与肥胖相关的肝病。因此对于肝酶学升高的儿童，应建议他们尽快减轻体重以及适当锻炼，增加维生素 E 的摄入，而最重要的是禁酒。

（五）评估及方法

（1）排除以肥胖为表现的其他疾病，如甲状腺功能减退、库欣综合征以及其他遗传性综合征。同时，排除药物引起肥胖的可能，如使用抗癫痫药，皮质醇，抗精神病类药等。另外尽管罕见，累及下丘脑侧腹食欲中枢的缺血病变同样会导致肥胖。

（2）实验室检查：①血脂系列。②血生化。③空腹血糖。④葡萄糖耐量试验。⑤空腹胰岛素。⑥C肽。⑦T4及促甲状腺激素。⑧皮质醇激素水平（血浆、24小时尿）。⑨一般在第一次检测及开始节食的6~12周后复查电解质以及血脂变化。

（六）控制措施

肥胖儿童的减肥方案包括增加运动量，减少在电视机前和电脑前的时间，减少热量摄入。关于儿童减肥药物还缺少完善的研究。对于2~6岁BMI在第95百分位数及以上的儿童来说，主要的应对目标是保持体重。如果出现体重相关并发症则建议减轻体重。对于年龄较大，BMI在第95百分位数及以上，有或者没有体重相关并发症（如假性脑瘤、睡眠呼吸暂停、骨异常、2型糖尿病、高血压以及精神或心理-社会问题）的儿童，主要的应对目标是减轻体重。

1. 建议

（1）纠正高脂、高糖、高热量饮食的习惯。有证据表明，经济因素对肥胖的流行病学研究起到了重要作用，这主要是由于近几十年来食物价格的降低，尤其是高脂高糖食物价格的降低。对于那些要靠高脂高糖饮食为生的贫困人群来说，肥胖率比较高收入的人群大大提升。Cardia研究表明，长期进食快餐的人群容易导致体重增加以及发生胰岛素抵抗的风险增加。该研究还发现，快餐店提供的食物分量越大顾客就越愿意买。

（2）并不建议超低热量和高蛋白质饮食。

（3）饮用脱脂牛奶并不会对儿童早期的生长发育造成影响。

（4）把静态锻炼改为运动锻炼。建议儿童每天进行1小时、成年人每天进行30分钟的体育锻炼。

（5）不建议保持半饥饿饮食。这种饮食并不健康，因为在这种半饥饿状态下机体会通过改变自身的代谢、内分泌及行为方式来发挥自我保护的作用。由于基础代谢率的降低，患者的体重又可能很快增加回来，甚至增加至超过节食前的体重（YO-YO节食）。

（6）给自己设定一个合理的减肥目标以避免失败，必须认识到体重的缓慢增加比迅速的减肥更健康。

（7）建议进行一个名为"交通信号灯"的饮食，即食物分组，分为红色、黄色、绿色的食物：①绿色食物（不限量）包括水果、无淀粉的蔬菜、无脂的乳制品以及烘烤的一些家禽或鱼类。②黄色食物（中量）指的是含淀粉的蔬菜（如土豆、玉米、豌豆）、大米、面团以及面包。③红色食物（少量）是指高脂高糖的食物，包括蛋糕、肥肉、比萨、果汁以及其他快餐食物。

（8）有时有必要改变行为方式。

（9）对儿童来说，很有必要定期拜访内科医生和（或）营养师。

（10）尽量避免在快餐店进餐。每周去2次快餐店的人会比不常去的人增重4.5kg，而且也更容易引起胰岛素抵抗。

2. 受质疑的治疗方式

(1) 减肥计划往往不是根据儿童个人的口味来提供食物而且也不教给孩子们挑选健康食品的方法。

(2) 减肥夏令营不容易成功，因为孩子是在家庭以外的环境下减肥，回家后他们的体重又会回到从前。

(3) 中草药减肥食品常常含有麻黄或麻黄碱，应该禁止，因为它们很可能引起高血压、焦虑、失眠、心律失常以及猝死。

3. 药物治疗 大多数的儿童肥胖中心不用药物减肥，至少最开始不会用药物减肥，因为这些药物长期应用的安全性及有效性尚未得到证实。一部分药物还被证明对人体有害，比如芬氟拉明（盐酸芬氟拉明）以及右芬氟拉明（盐酸右芬氟拉明胶囊剂），因此应该停止使用。

(1) 最近一些中心在开发使用西布曲明（一种精神兴奋药）以及奥利司他（一种抑制脂肪吸收的脂肪酶抑制药）。

(2) 奥利司他的不良反应是脂肪泻和肛瘘，而西布曲明的不良反应是紧张、过敏、头痛、口干、恶心及便秘。西布曲明在16岁以下患儿的安全性和有效性，以及奥利司他在12岁以下的安全性和有效性均未得到证明。

(3) 奥利司他的不良反应包括脂肪便和油性便、急便，30%的患者出现便中有脂滴，7%的患者出现大便失禁。为了解决脂溶性维生素的缺陷，每天要联合摄入多种维生素。西布曲明不会增加5-羟色胺的释放。并且，与芬氟拉明不同，它不会增加心脏瓣膜病或肺动脉高压的风险。但是，它可以轻微导致血压增高和心率加快，因此不建议使用于已有心动过速或未良好控制的高血压患者。

(4) 二甲双胍。可抑制摄食，减少脂肪生成，降低空腹血糖及胰岛素水平，这些作用均可导致体重减轻。

(5) 利莫那班。大麻增加食欲的作用使人们考虑应用大麻素的激动药及拮抗药治疗体重失调相关疾病。内源性大麻素受体包括两大类：CB-1和CB-2受体。内源性大麻素可增进食欲，增加摄食。利莫那班是一种CB-1受体阻断药，可增加产热，减少肝细胞和脂肪细胞脂肪生成，提高脂联素水平，抑制前脂肪细胞增殖并促使脂质细胞成熟而不导致脂肪堆积。利莫那班可显著减轻体重（一研究结果显示4.6kg），减少腰围，改善三酰甘油和HDL水平。少见的不良反应包括恶心、眩晕、腹泻和失眠等。

(6) 疗效。目前没有确定性的证据证明，某种抗肥胖药物疗效优于其他。任何一种药物应用3~6个月后无疗效，应停药。针对联合用药的研究较少，最佳用药周期也不明确。能改善替代性指标如体重减轻的药物也不一定具有临床益处。

(7) 未来疗法。新药正在接受检验，其中包括作用于黑皮质素通路的药物。黑皮质素能神经元是一组位于弓状核和下丘脑的神经元，调控食欲和能量消耗。这类药物包括神经营养因子及其他黑皮质素-4受体激动药、瘦素、神经肽YY拮抗药、黑色素浓集荷尔蒙拮抗药和肽YY，要获得持久而明显的减肥效果，可能需要不同作用机制的多种药物共同作用。

4. 成年肥胖症治疗

(1) 生酮（限制糖类饮食）。①改善血脂。②减轻胰岛素抵抗。

（2）减肥手术是目前唯一能产生长期、持续有效的减肥效果的治疗方法，但这一方法不适宜广泛应用。针对所有可导致肥胖的因素，亟须全社会共同努力。有关儿童减肥手术报道甚少，减肥手术的手术指征应控制为体重指数≥40且患有肥胖相关疾病的成年人。

5. 风险 根据芬兰的STRIP研究的结果显示，3岁前的婴儿期低脂饮食并不影响发育，儿童膳食干预研究也表明，在青春期前儿童给予低脂饮食也对发育无不良作用。

（七）总结
为预防成年心血管疾病，应在儿童期积极防治肥胖。

三、血脂异常
（一）引言
成人的心血管疾病根源于儿童期，学者认为早年纠正血脂异常可以预防冠心病。美国心脏协会小组指出，心血管疾病的病理变化在其出现症状前很多年即已出现。该小组指出，显然动脉粥样硬化性心血管疾病具有进展性并起源于幼年。但目前针对何时检测儿童血脂水平、如何干预、使用何种药物治疗儿童血脂异常仍未达成共识。

根据儿童早期病变转归研究，指纹在胎儿期即可形成，母体高胆固醇血症可大大加速其形成并导致动脉粥样硬化。孕期降胆固醇治疗可能会减少儿童动脉粥样硬化形成（当然，妊娠是他汀类药物的禁忌证）。部分脂肪酸或自体脂蛋白可通过胎盘。母体高胆固醇血症产生的氧自由基和环氧化合物可通过胎盘，可导致动脉壁病理性信号传导蛋白基因表达和转录的改变。

高脂血症或血脂异常是指由于摄入过多胆固醇或脂肪，或自身合成过多胆固醇或脂肪或两者共同作用，导致血液中脂肪或脂质水平升高。脂肪不溶于水，脂肪与蛋白质结合形成脂蛋白使之可以在血中运输。人体内有3种脂蛋白：LDL、HDL和三酰甘油。高脂血症可具有家族遗传性。

（1）家族性高胆固醇血症-LDL水平升高。

（2）家族性高三酰甘油血症-三酰甘油水平升高。

（3）家族性联合高脂血症-HDL水平降低，胆固醇或三酰甘油，或两者均升高。

药物可降低三酰甘油、LDL和胆固醇，并升高HDL。其中他汀类是应用最广泛的降脂药。贝特类和烟酸可用于降低三酰甘油并升高HDL。

（二）脂蛋白生理
三酰甘油（TG）和胆固醇与载脂蛋白、磷脂结合后作为脂蛋白在血液中被运输至全身。脂蛋白根据其密度及三酰甘油和胆固醇与蛋白的比例可分为：乳糜微粒、极低密度脂蛋白（VLDL）、中间密度脂蛋白（IDL）、低密度脂蛋白（LDL）、高密度脂蛋白（HDL）。

乳糜微粒是直径最大、浮力最强的脂蛋白，与LDL和HDL相比，其中存在着相对较多的三酰甘油和相对较少的胆固醇，90%的成分是三酰甘油，不及胆固醇致密，所以浮力最大。消化后的脂肪在肠道中吸收并被合成为乳糜微粒，在肠道中又被吸收入血并被送至骨骼肌、脂肪和肝。在这些组织中有一种酶称为脂蛋白脂酶，可以分解乳糜微粒中的三酰甘油生成游离脂肪酸。这些游离脂肪酸要么被肌肉细胞用来产生能量，要么被储存在脂肪或肌肉组织中，或者是在肝中降解后转变为其他物质。脂蛋白可进入两个路径。

（1）外源性途径：三酰甘油黏附于乳糜蛋白随血流循环至全身并受到脂蛋白脂酶的作用生成游

离脂肪酸和单酰甘油后释放，进入脂肪组织后重组并储存于乳糜微粒。

（2）内源性途径：VLDL 在肝中生成后与脂蛋白脂酶相互作用后释放出 IDL 颗粒，IDL 颗粒要么被肝清除，要么经过代谢变成了 LDL。一些 LDL 被带到血管内膜下间隙，形成了粥样斑块，可引发动脉粥样硬化。LDL-C 升高、HDL-C 降低以及总胆固醇与 HDL 的比值升高是成年人患动脉粥样硬化的危险因素。

（三）评估

（1）实施排除继发性血脂异常的各种检验，包括甲状腺功能试验、肝功能和肾功能检查等。

（2）测定患儿所有一级和二级亲属的血脂水平。

（3）学者推荐订立一套血脂资料，包括总胆固醇、HDL、LDL、三酰甘油和 LDL 颗粒大小的测定。

（4）总胆固醇和 HDL 水平的检测不需要禁食，LDL 和三酰甘油水平必须在禁食一夜后方可检测，不过新的 LDL 检测方法不需要禁食（当三酰甘油水平＞400mg/dL 可用此法检测 LDL 水平）。

（四）血脂水平异常的临床意义和治疗

1. 胆固醇水平升高的评估

（1）如果总蛋白水平在 170～199mg/dL，在 2～4 周后重复检测，取两次的平均值。

（2）如果平均水平高于 170mg/dL，或者起始的总胆固醇水平高于 200mg/dL，学者建议建立一个全部血脂水平档案。

如果 LDL 水平在 110～129mg/dL，推荐 NCEP 制定的"第一步"饮食，该种饮食提供了＜30%的总脂肪量（其中饱和脂肪酸的量少于 10%，每天允许摄入少于 300mg 的胆固醇）、55%的糖类、15%～20%的蛋白质。这种饮食很安全，也不妨碍生长。其目标是通过实施"第一步"饮食来使 LDL 水平＜110mg/dL，如果在 3 个月后无明显改善，可换成"第二步"饮食。后者可使饱和脂肪酸所提供的热量占不到总热量的 7%，并且每天饮食中胆固醇的摄入量不到 200mg/dL。如果在 6～12 个月内饮食和运动的干预还未能使 LDL 降至 160mg/dL 以下，则可以考虑药物治疗。

在饮食中添加膳食纤维也有益，能降低成年人的总胆固醇和低密度脂蛋白，对儿童也能起到相同作用。

如果 LDL＞130mg/dL，考虑为家族性高脂血症，是血脂紊乱的次要原因。

控制膳食胆固醇、饱和脂肪酸和反式脂肪的摄入，同时自由摄入膳食纤维、植物甾醇，可降低 LDL。大量摄入 ω-脂肪酸能降低血清三酰甘油。Jenkins 等研究认为，摄入低饱和脂肪酸和高可溶性纤维、植物甾醇、大豆蛋白以及坚果等食物，可降低密度脂蛋白的水平降低 28%。

最新的 ATP-3 指南建议，高危心脏病患者 LDL 的理想值应＜70mg/dL，并建议给予 LDL 在基线水平＜100mg/dL 者以药物治疗。

近期 4 个试验荟萃分析显示：在使用大剂量他汀类药物将 LDL 胆固醇控制在 75mg/dL 以下时，冠心病及其他心血管事件致死率下降了 16%。

2. 三酰甘油升高的治疗 若三酰甘油水平＞300mg/dL，尤其伴有 HDL＞35mg/dL，应该进行药物治疗。众所周知，一些高三酰甘油血症（＞1000mg/d）易患急性胰腺炎，需要及时治疗。三酰甘油主要受生活习惯影响，如日常饮食，尤其是低脂饮食。如果没有解决方法，应该使用贝特类、烟酸类和（或）ω-3 多不饱和脂肪酸实行药物干预。尽管血三酰甘油水平升高已经被作为心脏病的独立危险因素，但轻度治疗中度高脂血症是否能降低致死率，目前仍不清楚。值得记住的关于脂蛋白和高三酰甘油血症意义的关键点如下。

（1）三酰甘油＞1000～2000mg/dL 会增加胰腺炎的罹患风险。

（2）考虑到高三酰甘油血症家族遗传的形式（如家族混合高脂血症、家族性高三酰甘油血症和脂蛋白脂酶缺乏症）。

（3）考虑原发病会导致高三酰甘油血症（如糖尿病、肾功能不全、肥胖症和酒精中毒）。

（4）意识到其与 HDL 水平有关。

（5）心血管疾病风险的增加可能独立于低水平的 HDL。

3．血脂异常　实行节食和体育锻炼同时剔除脂质代谢紊乱的次要原因，包括肥胖、不良饮食习惯、缺乏锻炼、吸烟、酗酒、糖尿病、甲状腺功能减退、肝肾疾病和药物［如利尿药、β-受体拮抗药，糖皮质激素、维 A 酸衍生物和（-α、-β、-γ）干扰素］。众所周知，这些都会增加血三酰甘油水平。环孢素可增加 LDL 胆固醇水平，西罗莫司和变形 HIV-1 抑制药会导致高三酰甘油血症。他莫昔芬会导致某些人高三酰甘油血症，但能降低 LDL 胆固醇水平。芳香酶阻断药可轻度升高 LDL 胆固醇水平。

1、3、5 型高脂蛋白血症不常见。LDL 水平升高意味着弗雷德里克森 2A 表型，弗雷德里克森 2B 表型包括 LDL 和三酰甘油水平同时升高，这两种类型通常与家族性高胆固醇血症和家族性高脂血症相关。

（1）家族性高胆固醇血症是以 LDL 升高伴有或不伴有高三酰甘油血症的脂代谢紊乱（1/500）。在患有家族性高胆固醇血症的婴儿脐带血中可以发现 LDL 和 TG 水平升高，这种脂代谢紊乱往往在 30 多岁就可以引起冠状动脉疾病。

家族性高胆固醇血症纯合子由同时两条染色体上的 LDL 受体基因突变导致功能丧失引起。患者对传统的降脂药物反应差，因为这些药物多是通过上调肝 LDL 受体发挥作用。

一种较有潜力的治疗家族性高胆固醇血症纯合子的方法是减少 LDL 的产生，三酰甘油微粒转移蛋白的作用是在肝内将三酰甘油转移到载脂蛋白 B 上从而组装 VLDL，即 LDL 的前体。某些表现为这种转移蛋白的缺失的患者被称为无 B 脂蛋白血症，这种情况同时可以有包括脂蛋白 B 在内的各种脂蛋白的缺失。因此，相应的阻断药得到开发。

三酰甘油微粒转移蛋白阻断药可以有效降低胆固醇水平。其主要不良反应会引起转氨酶升高，因此对它的临床安全性还需要进一步的研究。

（2）家族性混合高血脂（每 200～300 人中有 1 例）主要表现为常染色体遗传。一部分人表现为总胆固醇和三酰甘油升高，另一部分则表现为 LDL 和三酰甘油水平的异常。早产儿冠脉疾病在这些患者中也可发生。

（3）1 型和 2 型糖尿病患者中的脂代谢紊乱。在一项名为 SEARCH 的研究中，胆固醇水平升高的儿童占到 1/5，而这一比率在患有 2 型糖尿病的儿童中达到 1/3，并且无论是 1 型还是 2 型，50% 的患者的 LDL 水平升高。这些儿童糖尿病患者的血脂达标水平与正常儿童相同，LDL＜100mg/dL，HDL＞35mg/dL，三酰甘油＜125mg/dL。ADA 建议对那些 10 岁以上，LDL＞160mg/dL，经过非药物手段干预失败并且已经开始控制血糖的儿童糖尿病患者给予药物调脂治疗。并且对于 LDL 130～159mg/dL 的患儿也应该酌情考虑。

（五）儿童脂代谢异常的药物治疗

（1）胆汁酸结合树脂：在很长一段时间里被认为是治疗 2A 型高脂蛋白血症的一线用药，但是这种药物在儿童中耐受性差。他汀类药物显然是一种选择，AHA 认为他汀类药物在儿童中的使用与成年人有着相似的有效性和安全性。

考来烯胺和降胆宁可随食物口服。可以在早餐和晚餐时用橘子汁或水送服，从小剂量开始，每月逐渐增加药物剂量直到 LDL<130mg/dL 或达到药物最大剂量。因为胆汁酸结合脂有升高三酰甘油的作用，所以不建议使用在伴有高三酰甘油的 2B 型高脂蛋白血症患者。需要注意的是，这些胆汁酸结合脂不仅可以结合胆盐，还能与其他药物和维生素结合，因此在服药前的 1 小时及服药后的 3 小时内不要服用其他药物。

（2）烟酸（烟碱酸）：在治疗成年人及儿童 2A 型、2B 型、4 型及 5 型高脂蛋白血症时被证明是有效的。它的起始剂量是 50mg/d，每月逐渐增加剂量直到 LDL<160mg/dL（2A，2B）或三酰甘油<300mg/dL（4 型），或者在没有肝毒性情况下达到 1500～3000mg/m² 的最大剂量。在达到每天 100mg 时要分次口服，并且一旦 LDL 低于 130mg/dL 或三酰甘油低于 125mg/dL 时，可以减少剂量或试验性停药。

烟酸的不良反应包括肝病、恶心、胃肠不适以及面部潮红。面部潮红可以通过服用阿司匹林缓解，但是并不建议儿童使用此法，尤其当孩子有或者怀疑有病毒感染时。

缓释的烟酸包括烟酸缓释片、烟酸控释制剂等，但是这些药物有可能增加肝毒性的发生因为更高浓度的烟酸水平维持更长的时间。对于服用烟酸的儿童应该每 3 个月进行 1 次肝功的检测。

（3）他汀类药物 [3-羟基-甲戊二酰，辅酶 A（HMG-CoA）还原酶抑制药]：这些他汀类药物能够抑制 HMG-CoA 还原酶的产生，而后者控制着胆固醇的生物合成限速步骤。刚开始给予患儿最低剂量的药物，每 6～12 周增加剂量直到低密度脂蛋白低于 160mg/dL 或者在无肝毒性的情况下达到最大的成年人剂量。按照儿童体重占成年人体重的百分比给予药物的剂量。拿洛伐他汀来说，以成年人的最大剂量为 80mg/d 为标准，年龄很小的儿童剂量不要超过 40mg/d。当低密度脂蛋白低于 130mg/dL 时要考虑减少他汀的剂量或终止服药。这一组药物在儿童的应用中被证明是安全有效的，这一组药物包括洛伐他汀、普伐他汀、辛伐他汀、氟伐他汀及阿托伐他汀。Weigman 等公布了一系列关于 8～18 岁家族性高胆固醇血症的患者服用普伐他汀 2 年的试验结果。首要的有效性指标是超声对颈动脉内膜中层厚度的变化检测结果。在 2 年的服药后患者的颈动脉内膜中层厚度都有所降低，而在安慰剂组却有增加的趋势。低密度脂蛋白的水平在治疗组有降低，而高密度脂蛋白、三酰甘油以及脂蛋白水平无变化。他汀的治疗安全而有效，且少有不良反应，对于生长、性器官发育没有影响。Weigman 等人还指出这个年龄组的患者对树脂类并没有很好的耐受性，因此他汀成了最佳的药物选择。在 48 周的用药过程中，尚未发现洛伐他汀对有高胆固醇血症青少年的生长及性器官发育有不良影响。不良反应包括有肝细胞毒性以及罕有横纹肌溶解，应当每 3 个月复查 1 次肝功能。

（4）苯氧芳酸衍生物：这些药物用于治疗成年人 2A 型、2B 型、4 型和 5 型高脂蛋白血症有效，但关于这些药物在儿童中的应用却少有数据支持。此类药物包括氯贝丁酯、吉非贝齐以及非诺贝特。非诺贝特是原发性高胆固醇血症及混合性脂代谢异常（弗雷德里克森2A型及2B型）的辅助治疗药物，能够升高高密度脂蛋白，降低三酰甘油、低密度脂蛋白，降低总胆固醇及载脂蛋白-B。一般不建议联用他汀和非诺贝特，除非远期的调脂益处大于联合用药的风险。联合用药有可能引起横纹肌溶解，显著升高的肌酸激酶水平以及能引起急性肾衰竭的球蛋白尿。

在用苯氧芳酸衍生物治疗儿童的2型脂代谢异常之前，学者建议先使用他汀、胆汁酸结合树脂以及烟酸。只有在三酰甘油不断升高的情况下才考虑使用烟酸、吉非贝齐及阿托伐他汀。

不良反应包括肌痛、肌炎、肌病、横纹肌溶解、肝毒性、胆结石以及糖耐量异常。吉非贝齐较吉非贝特更少引起胆结石，学者建议在使用这组药物的时候每3个月要复查肝功能。

（六）总结

有时也推荐药物的联合使用，比如对于那些低密度脂蛋白高的患者可以建议他汀类、胆汁酸结合多价螯合剂、依折麦布和烟酸的多种搭配。对于高三酰甘油血症的患者建议他汀、贝特和鱼油的搭配。然而他汀和贝特类的搭配有可能会增加一些肌病和横纹肌溶解的发生，因此要谨慎使用。

对于脂代谢异常的儿童，每3个月要重新评估血脂，并制订新的饮食及锻炼计划，有无药物毒性的症状，检查生命体征以及发育、身高、体重。

由于青少年血管疾病的增加，所以降脂药物的安全性、有效性方面的研究应增加。如果儿科医生和内科医生在对血脂结果持不同看法时，建议患者可以去寻求专科医生的帮助。

第五节　2型糖尿病

在美国，2型糖尿病（type 2 diabetes mellitus，T2DM）的发病率在所有糖尿病中占90%以上。糖尿病的发病率在逐年增高，在美国有2080万人患有糖尿病，占总人口的7%。20多万人每年因糖尿病并发症死亡，是第六大致死疾病。糖尿病也是引起肾衰竭、失明和非外伤性截肢的最重要原因，心脏疾病和卒中是导致糖尿病患者死亡的首要原因。有证据显示，在美国和世界其他国家2型糖尿病的患病率将会不断增加。

一、病因

2型糖尿病由多种因素引起，包括基因和环境的影响。研究表明，同卵双生者的2型糖尿病共患率达到100%。环境和基因对糖尿病构成的影响在印第安亚利桑那州的河谷流域一带能够很好地体现出来，他们有着西欧人的生活方式，不仅非常肥胖，而且糖尿病的患病率从很小的数值已增长接近50%。在墨西哥的部落经常从事体力活动，每周体力劳动时间超过40小时，而有着西欧人生活方式的人每天体力活动不足3小时。墨西哥男性糖尿病发病率已减少至6.3%，而亚利桑那州男性糖尿病发病率仍为54%。这个例子说明在不改变基因的情况下，环境对糖尿病的发病也起着非常重要的作用。研究表明，人类固有的基因能够让他们在干旱和饥饿的环境中生存下来。虽然这些基因有助于人类沿袭传统的生活方式，但也提高了他们患糖尿病、肥胖症和相关并发症的风险。

二、病理生理

T2DM是一种复杂的进展性疾病。最近有研究表明，2型糖尿病是由于胰腺B细胞不足，脂肪组织和骨骼肌中胰岛素抵抗以及肝糖原产物过多共同造成的。

（1）胰岛素抵抗：胰岛素抵抗是2型糖尿病患者最早出现的症状之一，这一概念广义上指代谢综合征，也有其他名称在沿用。自从第一次成功用放射免疫分析法测定胰岛素后，人们已经认可了胰岛素抵抗在糖尿病发病机制中的作用。Gerald Reaven指出，即使是未患糖尿病和肥胖症的人，高胰岛素血症、高血压、高血脂和高三酰甘油血症也预示了动脉硬化发生的可能。这些人患糖尿病最终导致肥胖症的概率非常大，Reaven被称为X综合征。现代医学证明代谢综合征的病因包括某些内脏脂肪积累的因素。糖尿病患者和空腹血糖受损者均包括在代谢综合征内，因此腰围也成为诊断的一个重要体征。

（2）代谢综合征相关问题：尽管有许多围绕代谢综合征的争议，胰岛素抵抗的重要性作为2型糖尿病的病因却是不争的事实。机体靠增加胰岛素来维持正常血糖水平。然而，具有促使B细胞分泌的小分子团不能维持胰岛素需要量，从而发展成为糖尿病。在病程早期，患者的胰岛素水平可能会高于正常，但这一水平仍然低于能够维持正常血糖水平的值，因此这些患者的胰岛素仍然相对不足。

（3）糖尿病进程：在糖尿病进程中，空腹血糖和餐后2小时血糖高于正常。接下来会导致胰岛素分泌持续增高，但仍然低于正常需要量，且这种差距会逐渐增大，这是胰腺B细胞功能下降所致。英国前瞻性糖尿病研究（United kingdom prospective diabetes study，UKPDS）表明，当患者确诊时，B细胞的功能已经失去50%。最初的胰岛素分泌通常是一期胰岛素分泌失败和胰岛素脉冲释放形式的失调，临床表现为与升高的餐后血糖相关。最终，患者可能会保持正常或者接近正常的空腹血糖，但餐后血糖却不能得到控制。

胰岛素释放的进一步减少导致肝葡萄糖输出抑制不足，导致更加严重的空腹和餐后高血糖。因此，胰岛素抵抗和胰岛素释放减少共同造成高血糖。因此，虽然在病程早期胰岛素释放增加至后来释放减少，但是这个胰岛素水平始终低于维持正常血糖水平所需要的胰岛素释放量。

尽管我们对其进行了大量研究，但是胰岛素释放减少和胰岛素抵抗在分子水平上机制尚未研究清楚。游离脂肪酸的慢性升高和由于淀粉沉积造成的胰岛结构改变都是T2DM的特征，它们可能引起胰岛素分泌减少和B细胞凋亡。组织病理学水平上并未阐明胰岛素抵抗，但是体重下降已被证明可以改善胰岛素敏感性。目前，许多治疗方案致力于减低胰岛素抵抗以改善胰岛分泌和降低血糖。

（4）其他激素和发病机制：其他激素在糖尿病的发病中也起到一定作用，包括胰淀素和肠促胰素（胰高血糖素肽1，GLP-1；葡萄糖依赖性促胰岛素多肽等）。目前正从这些激素入手寻找新的治疗方法。

三、诊断

1. 高血糖 糖尿病在临床表现初期就可发现出高血糖，即使是轻中度的血糖升高同样参与了日后糖尿病并发症的发生。据UKPDS统计，大部分糖尿病患者在诊断时已经合并有大血管病变，更令人吃惊的是有些还伴有微血管病变，包括有视网膜病变。虽然我们通常认为多尿和多饮是糖尿病的表现，但是这些现象在肾糖阈值升高之前不会表现出来。根据患者的年龄这种现象可能发生在血糖超过180mg/dL时。

对于未确诊为糖尿病或者对患糖尿病前期的人来说，及早发现和治疗对于防止 2 型糖尿病并发症非常重要。美国临床内分泌医生协会（American association of clinical endocrinologists，AACE）2007 年号召 30 岁和 30 岁以上的患 2 型糖尿病危险的人应该每年进行筛查。

2. 危险因素 包括以下方面。

（1）家族糖尿病史。

（2）心血管病患者。

（3）超重或肥胖症患者。

（4）日常生活中经常久坐者。

（5）拉美裔、非西班牙裔黑种人、亚裔美籍人、美洲土著人及太平洋岛种族。

（6）既往糖耐量实验有异常或者空腹血糖升高者。

（7）高血压。

（8）有三酰甘油升高或者高密度脂蛋白浓度降低者，或者两种症状并存者。

（9）有妊娠期糖尿病史者。

（10）曾生产新生儿体重超过 4.08kg 者。

（11）多囊卵巢综合征患者。

（12）精神疾病患者。

3. 糖尿病定义 根据美国糖尿病协会（American diabetes association，ADA）研究，根据患者血糖值可将糖尿病分成正常期、空腹血糖受损期（impaired fasting glucose，IFG）和糖尿病期。根据 ADA2003 年指定的标准，正常期定义为空腹血糖＜100mg/dL，IFG 或糖尿病前期达到 125mg/dL，明确糖尿病的患者≥126mg/dL。

世界卫生组织（WHO）通过 OGTT 确诊 IGT 患者人数是 ADA 诊断 IFG 人数的 2～3 倍。日常糖耐量是 WHO 制定的诊断标准。WHO 规定糖耐量实验空腹血糖＜115mg/dL 的患者为正常；如果这个值介于 115～140mg/dL，可诊断为糖耐量异常，因此有必要进行 OGTT，当 OGTT 餐后 2 小时值＜140mg/dL 时为正常；如果这一值在 140～200mg/dL 可以诊断为糖耐量异常；如果超过 200mg/dL 可诊断为糖尿病。

糖耐量损伤的患者患心血管疾病的危险性比正常人增加 60%，所以及早发现这些患者非常重要，这样可避免由糖尿病引发的并发症，因此空腹血糖＞90mg/dL 时应该进行 OGTT。

糖耐量实验有异常或者空腹血糖升高诊断为糖尿病前期，这一诊断与糖代谢综合征相关。

由此可见，根据现行标准糖化血红蛋白和家用血糖仪已不能够用于糖尿病诊断。

4. 血糖值标准

（1）空腹：血糖测定值＜100，正常范围；血糖测定值 100～125，空腹血糖受损/糖尿病前期；血糖测定值≥126，糖尿病。

（2）2 小时口服葡萄糖耐量试验（OGTT）（75g）：血糖测定值＜140，正常范围；血糖测定值 140～199，糖耐量受损/糖尿病前期；血糖测定值≥200，糖尿病。

5. 糖尿病诊断标准 诊断需符合 2 个或更多的下述标准。

（1）糖尿病症状：多尿，多饮，不明原因的体重减轻，以及随机血浆葡萄糖≥200mg/dL。

（2）或空腹（禁食 8 小时以上）血糖测定≥126mg/dL。

（3）或 2 小时 OGTT（75g）≥200mg/dL。

6. 妊娠期糖尿病的诊断 妊娠期糖尿病（gestational diabetes mellitus，GDM）的诊断标准是由 Carpenter 和 Coustan 制订的，这项标准在 1997 年第四届国际妊娠期糖尿病工作会议的意见书上得到了 ADA 的支持。具有 GDM 的危险人群包括年龄＞25 岁、体重超标或肥胖、糖尿病家族史、糖耐受异常史、不良分娩史、体重＞4.08kg 的新生儿分娩史、多囊卵巢综合征史、种族包括拉丁美洲人/西班牙人，非西班牙黑种人，亚裔美洲人、美洲土著人或者太平洋诸岛居民，空腹血糖＞85mg/dL，或 2 小时餐后血糖＞140mg/dL。具有以上危险因素的患者，应该在首次孕检时增加血糖测定。如果此时未发现患有糖尿病，应当于妊娠 24 周和 28 周进行血糖复检。具有妊娠期糖尿病史的妇女，应当在首次就诊时予以检查，以排除既往漏诊 2 型糖尿病的可能性，这将关联到胎儿先天性异常的命运。这些先天性异常出现在胚胎形成期（在妊娠前 3 个月），所以于妊娠 24 周和 28 周始发现高血糖为时已晚，无益于预防胎儿的并发症。

中等危险因素的患者仅需在妊娠 24 周和 28 周之间进行检测。医生应当在患者口服 50g 葡萄糖负荷量后 1 小时检测血浆或血清血糖即血糖负荷试验（glucose challenge test，GCT）。超过 GCT 血糖起始参考值（负荷量后 1 小时血糖＞140mg/dL）的女性患者，应当检查 OGTT。OGTT 可以应用 75g 或 100g 的葡萄糖负荷。100gOGTT 理论上更加有效。两步诊断方法：使用血糖＞140mg/dL 为起始水平，可检测出 80% 的 GDM 患者。如果使用血糖＞130mg/dL 为起始水平，敏感度可以达到 90%。OGTT 之前应当建议患者检测糖类的负荷量，这一点非常重要。

7. 使用 OGTT 诊断 GDM 的标准

（1）75g 负荷：空腹，血浆葡萄糖＞95mg/dL；摄入 1 小时后，血浆葡萄糖＞180mg/dL；摄入 2 小时后，血浆葡萄糖＞155mg/dL。

（2）100g 负荷：空腹，血浆葡萄糖＞95mg/dL；摄入 1 小时后，血浆葡萄糖＞180mg/dL；摄入 2 小时后，血浆葡萄糖＞155mg/dL；摄入 3 小时后，血浆葡萄糖＞140mg/dL。

四、流行病学

2005 年对全美国 20 岁以上人群的流行病学调查显示，患有糖尿病的人数为 2060 万人，比例为 9.6%。这其中包括 620 万患者并未意识到他们患有疾病。年龄超过 60 岁的人群中，受糖尿病影响的占 20.9%。更需要警惕的是在美国，有 3500 万年龄为 40~70 岁的人患有空腹血糖受损（IFG）（占 33.8%），1600 万人患有糖耐量异常（impaired glucose tolerance，IGT）（占 15.4%）。单单在 2005 年，新诊断糖尿病的患者就达 150 万人。

在 2000 年出生的人口中，预测一生中有发展为糖尿病（包括 1 型和 2 型）风险的人口，男性为 33%，女性为 39%。疾病预防控制中心的最新数据表明，墨西哥裔美国人、非西班牙黑种人的糖尿病流行趋势有所增长。2002 年，糖尿病造成的直接和间接经济损失达 13.2 亿美元。

五、临床评估

对糖尿病患者的临床评估，包括糖尿病的现状和进展资料、高血糖或低血糖患者是否需要住院、病史及血糖控制史。对于心血管病危险因素、视网膜病变史、眼底随访的日期、微量蛋白尿是否存在及肾病或肢端溃疡史也应当予以关注。鉴于糖尿病和肥胖的关系，患者应当进行肝功能检查以评价是否具有非酒精性脂肪肝。

应当询问患者，是否具有多尿、多饮、视物模糊和体重减轻的症状，具有这些表现的患者往往具有显著的血糖升高。另外，肢端疼痛史、麻木感、性功能减退或由视网膜病变引起的视力改变应当予以关注。

如果患者并不符合 2 型糖尿病的典型表现，考虑晚期 1 型糖尿病存在的可能性很重要。当医生关注于更多的患有 2 型糖尿病的青少年，以及成年发病的青年型糖尿病（MODY）时，遇到的是更多的成年人迟发型自身免疫型糖尿病（latent autoimmune diabetes in adults，LADA）。对这一问题加以区别非常重要，因为这些患者需要不同的治疗策略。

六、2 型糖尿病的并发症

糖尿病的干预除了重视控制高血糖外，还应重视其长期并发症的防治。糖尿病并发症可以分为微血管性疾病（累及眼、肾、神经）和大血管性疾病（累及心脏、脑、外周血管系统）。

1. 预防 于 1993 年完成的一项长期随机的前瞻性研究（the diabetes control and complications trial，DCCT）发现，入选的 1441 名 1 型糖尿病患者在经过严格控制血糖的治疗后，可以避免或推迟眼底血管、肾血管和外周神经病变的发生。

2. 并发症的病理生理特点 葡萄糖诱导损伤的分子机制包括：①多元醇通路活化。②细胞内糖基化终末产物的瘀积。③蛋白激酶 C 激活。④氨基己酸通路活化。下面我们一一进行介绍。

（1）糖基化终末产物机制：糖尿病的慢性并发症有一个关键的致病因素，即糖基化终末产物。它们是葡萄糖通过非酶促反应与蛋白质结合而来，引起蛋白质结构改变导致功能异常，或者由于酶解及沉积反应的影响致蛋白代谢半衰期改变，从而最终靶组织功能也因此受损。当蛋白质发生糖基化时会产生自由基以及其他衍生物，它们能诱导"棕色样变"，这也是糖尿病患者在血糖控制不良的情况下，瘢痕常为深棕色的原因。由于自由基的影响，降解酶类物质的效应也会降低。此外，糖基化反应还可作用于更小的分子，生成可溶性的糖基化终末产物。但目前我们并不清楚在病理生理作用中，可溶性和非溶性终末产物哪个更关键。不过可通过糖基化血红蛋白来评估患者高血糖的控制情况。

（2）吸烟：吸烟过程中由于吸入烟草中的特异物质，会促进糖基化终末产物的生成。因此，在防治糖尿病过程中戒烟是重要的一步。

（3）高血压：糖基化终末产物通过影响动脉平滑肌细胞导致高血压的发生。通常一氧化氮（nitric oxide，NO）诱导平滑肌舒张避免高血压的发生，但在糖基化过程中 NO 的合成受到抑制，引起血管收缩，高血压形成。从各系统看血管收缩效应引起了眼、肾和神经的微血管损伤。

（4）肾：糖基化终末产物通过破坏肾小球滤过膜构成，影响肾小球的功能。主要体现在肾小球部流体静压的升高，清蛋白进入尿液。当尿液中的清蛋白含量>20mg/dL 时即被称为微蛋白尿。

七、高渗性非酮症昏迷或高渗性高血糖状态

高渗性非酮症昏迷（hyperosmolar nonketotic，HONC）是 2 型糖尿病中致命性并发症之一，及时发现和处置是挽救患者生命的关键。这种并发症的病死率高达 20%，并随年龄的增长而升高。

血糖体内调控主要依靠胰岛素和胰高血糖素。胰岛素可抑制糖原分解和减少糖异生，促进骨骼肌和脂肪组织利用葡萄糖，通过这些效应发挥降血糖的作用。在血糖控制不良的患者中，会发现胰岛素缺乏，胰高血糖素升高，儿茶酚胺类和皮质醇分泌增加。当患者出现严重的葡萄糖利用障碍时，

酮类物质会被大量动员，最终导致酮症酸中毒的发生。

1. 临床处理 在糖尿病酮症酸中毒和非酮症高渗性昏迷的患者中血糖代谢异常是直接病因。在非酮症高渗性昏迷中，外周血胰岛素含量足够抑制酮类物质的生成，但仍不能有效降低血糖。因此这类患者并无酮类物质堆积情况，但血糖可达 600～1000mg/dL。由于饮水不足，血糖会进一步升高，可见于老年人以及神经系统受损患者，他们的中枢对血浆渗透压升高反应不敏感，因此不能摄入足够的水以来维持血浆渗透压。HONC 患者血浆渗透压可达 380mOsmol/kg。神经系统异常在 HONC 患者中常见，这些患者发生昏迷的概率为 25%～50%。非酮症高渗性昏迷的病程常可达 1 周以上，但酮症酸中毒进展迅速，1～2 天出现。

2. 其他诱因 与酮症酸中毒类似，非酮症高渗性昏迷易在下面这些情况下出现，包括：感染、饮酒、吸毒、心肌梗死、卒中、胰腺炎、创伤及不当服药。此外，天气炎热脱水及停止胰岛素治疗也能诱发。

3. 症状 主要症状包括：多尿、烦渴、疲乏、嗜睡、厌食、精神异常等。诊断依据包括：血糖＞600mg/dL，血浆渗透压＞320mOsmol/kg，精神状态改变，血酮体含量正常，无酸中毒。当血浆渗透压＞350mOsmol/kg 时，精神异常逐渐严重。

对于有上诉症状的患者需要严密监视，及时进行相关检查，包括：血常规、血生化、尿常规、血、尿酮体、血糖、血气分析、X 线胸片、心电图和血培养。

4. 治疗

（1）静脉补液：迅速给予 2～3L 生理盐水；6 小时内补充 50% 缺失量（估计缺失量在 10L 左右）。整个过程要注意患者体液是否补足，是否过量，特别对心血管病患者更要严密监护。

（2）胰岛素：补液开始后，静脉滴注胰岛素，以每小时降低 100mg/dL 血糖速度来控制胰岛素的治疗量。

（3）同时对感染等诱发因素给予积极处理：详见（表 2-1）。

表 2-1 糖尿病酮症酸中毒（DKA）与高渗性非酮症性昏迷（HONC）的不同

	DKA			
	轻度	中度	重度	HONC
血糖（mg/dL）	>250	>250	>250	>600
pH	7.25～7.30	7.0～7.24	<7.0	>7.30
碳酸氢盐（mmol/L）	15～18	10～15	<10	>15
尿酮	+	+	+	微量
血酮体	+	+	+	微量
有效血浆渗透压（mOsm/kg）	可变	可变	可变	>320
阴离子间隙	>10	>12	>12	可变
意识变化	清醒期	清醒/嗜睡期	昏睡/昏迷期	昏睡/昏迷期

有效渗透压＝2Na＋（葡萄糖/18）

八、治疗的目标

美国的 DCCT、英国的 UKPDS 及日本的 JKS 等长期的大型临床研究表明，慢性并发症由长期的高血糖状态直接引起。

（1）并发症的预防：证据表明，血糖控制对 1 型、2 型糖尿病的微血管病变与大血管并发症有积极预防作用。此项研究还表明：与微血管并发症相比，预防心血管事件发生时，患者的糖化血红蛋白（HgA1c＜6.2%）水平需要控制更低。UKPDS 与其他的研究均清晰指出：与高血糖患者相比，血糖水平控制在接近正常的糖尿病患者心血管病的危险因素有所降低。UKPDS 还指出在 2 型糖尿病患者中，强力的血糖水平控制可以减少 2 型糖尿病的病死率以及心血管事件的发生率，所以每降低 1% 的 HgA1c 可降低 10%～15% 的心血管事件发生率。此外，DECODE 研究表明，餐后高血糖和独立的糖化血红蛋白升高均是心血管疾病的发生的独立危险因素。

（2）糖化血红蛋白目标值（HgA1c）：最新的美国 ADA 建议将 HgA1c 降低至＜7.0%，同时 AACE 推荐将其控制到更低的目标＜6.5%。同时，AACE 在其 2007 年的诊断指南中推荐的诊断标准为：空腹血糖＜110mg/dL，餐后血糖＜140mg/dL。

最近的几项研究表明，空腹血糖的控制比餐后血糖的控制更利于整体血糖水平的控制。Monniier 等总结出，HgA1c＞10.2%，空腹血糖占整体血糖的 70%，而 HgA1c＜7.3%，空腹血糖占整体血糖的 30%。HgA1c 在 7.3%～8.4%，空腹与餐后血糖对整体水平的影响是一样的。基于这些研究，不同类型的糖尿病治疗方案取决于 HgA1c。

九、血糖水平的检测

家庭血糖检测有利于药物剂量的控制，可以通过检测糖化血红蛋白水平判断是否达到目的。

1. 家庭血糖检测 让所有糖尿病患者都能够检测血糖，这是很重要的。尽管对于不需胰岛素治疗的糖尿病患者，是否需要检测血糖还有很多异议，但是最近的几项证据证明，自检测血糖水平对无胰岛素治疗的 HgA1c 的降低很有意义。

当然，胰岛素治疗的患者在注射胰岛素之前也需检测血糖。空腹与餐后血糖的检测对胰岛素的治疗也有帮助。

计划将血糖控制到目标值以及每天 1 次的胰岛素治疗的患者应该增加检测血糖的频率。此外，我们推荐患者应该检测不同时间的血糖，有时是空腹，有时是餐后。AACE 推荐，患者应该在就医前检测餐前、餐后 2 小时的血糖，以得到一个综合的血糖值。也推荐在就医时应该带上血糖检测仪。如果患者出现低血糖或高血糖症状时应检测血糖水平。

血糖控制目标：晨起空腹血糖为 85～110mg/dL；餐前血糖＜110mg/dL；餐后 1 小时＜180mg/dL；餐后 2 小时＜140mg/dL。切记：血糖达标水平有个体差异。

家庭血糖的不同时间检测有助于医生决定：①哪一种给药方式更好；②患者何时服药更好；③给予多少剂量，不管是口服药物治疗还是胰岛素治疗。

2. 糖化血红蛋白检测

（1）血红蛋白水平与糖尿病母亲后代的先天性畸形发病率密切相关。因此，血红蛋白水平越高，先天性畸形的发病率越高。血红蛋白水平＞12%，则其发病率可达 15%；而血红蛋白水平＜8% 或正常时，其后代先天性畸形的发病率与正常人的相同，为1.5%。对于糖尿病视网膜病与微量蛋白尿，糖化血红蛋白是慢性糖尿病并发症的一个很好的检测指标。

（2）并发症：还有一些研究（包括斯堪纳维亚数据、DCCT、UKPDS）指出慢性糖尿病并发症是血糖水平升高的一种体现。此外，当糖化血红蛋白＞8%时，眼睛的并发症明显增加；当其＞9%时，微量蛋白尿并发症明显增加。重要的是：当糖化血红蛋白达到6%时出现微血管并发症，阈值达到6%～7%时出现大血管并发症。因此，唯一推荐用于预防糖尿病慢性并发症的检测手段就是HgA1c检测。

（3）检测频率：HgA1c应该每3个月检测1次作为患者长期血糖控制状况的指标。如果空腹血糖与糖化血红蛋白之间有偏差的话，应该加测餐后血红蛋白。例如，HgA1c是6.4%，平均血糖应该是110mg/dL；HgA1c是7.2%，血糖为150mg/dL；HgA1c是9.2%，血糖为230mg/dL。

（4）误差：贫血、血红蛋白病（包括血红蛋白C，D，S）及任何可以减少红细胞寿命的因素均可降低糖化血红蛋白的测定值。其他一些物质则可以导致糖化血红蛋白的假性升高，包括前血红蛋白A1c，氨甲酰血红蛋白，或者血红素F。

另一项与糖化血红蛋白（HgA1c）相关的问题是有60～70种不同的测定糖基化血红蛋白的方法，但是只有30种方法用于糖尿病控制与并发症关系研究（DCCT）和英国前瞻性糖尿病研究（UKPDS）。很遗憾，不同的方法测量出来的糖基化血红蛋白量之间的差异可达3%，所以应当使用相同的检测方法的结果来评断每个个体患者的糖化血红蛋白数值。

（5）果糖胺检测法：如果需要测量短期内血糖值或存在异常血红蛋白或血红蛋白病，则需要测量果糖胺。果糖胺由比红细胞半衰期更短的非酶类的糖基化血清蛋白（主要为清蛋白）组成，其半衰期只有14～21天，此项检测法可能会被低清蛋白血症影响。值得我们注意的是，果糖胺检测法尚未被糖化血红蛋白（HgA1c）检测法那样标准化，并且未被所有研究者接受和认可。

十、治疗

如前所述，糖尿病的治疗重点在于控制高血糖和积极的预防糖尿病并发症。下面将重点介绍高血糖的控制。对于高血糖患者的治疗应当包括营养支持、合理运动、体重控制、药物控制以及对患者进行必要的糖尿病教育。为了使血糖的控制尽可能接近正常，治疗时应当对每一个患者实行个体化的医疗方案。多中心试验的数据提示，医生应该对糖尿病患者进行分阶段的临床治疗与护理，此种治疗指南可以从美国糖尿病协会（ADA）和美国临床内分泌专家组织（AACE）查询。

（一）饮食与锻炼

调整生活习惯是预防和对新诊断为2型糖尿病患者的首选治疗。控制体重和减少体脂含量尤其是腹部脂肪可有效减少胰岛素抵抗的发生。英国前瞻性糖尿病研究（UKPDS）证实，在只进行饮食控制治疗的糖尿病患者中仅有3%可使自身的血糖值保持在正常的范围内超过6年。尽管这些数据令人沮丧，但控制体重以及减肥仍被证实可以减少药物控制高血糖的剂量以及减少潜在的2型糖尿病并发症。

（二）药物治疗

治疗2型糖尿病的下一阶段是使用药物。以下的方案可以单独使用，也可以根据情况联合用药。尽管首选的药物治疗通常为单一药物的疗法，但根据我们所知的药理学原理，大部分患者会逐渐需要联合用药来控制血糖。根据药物的作用机制，我们可以将药物分为两类：一种是治疗胰岛素抵抗或者胰岛素增敏药（如双胍类，噻唑类）；另一种则是治疗 B 细胞功能障碍。[如磺脲类、淀素类似物、肠促胰岛素类似物、二肽基肽酶 4（dipeptidyl-peptidase4，DPP-4）抑制药]。在此我们将讨论多种药物的作用机制以及效用。

1. 双胍类（二甲双胍）

作为具有胰岛素抵抗的首发糖尿病患者，二甲双胍是首选的治疗药物。但需要明确一点，对所有的患者来讲，选择二甲双胍并不一定正确，尤其是当患者胰腺 B 细胞功能障碍很严重时。

（1）作用机制：二甲双胍的首要作用是通过减少胰岛素缺乏时的肝糖异生作用来控制血糖。这个过程通常需要 1～2 周的时间才会起作用，因此双胍类药物不会立刻降低血糖值，因为此药物并不独立直接作用于降低血糖的胰腺 B 细胞。另一项双胍类的益处是单药物治疗，并与减肥相关，研究者也证实使用二甲双胍可以降低糖化血红蛋白（HgA1c）1%～1.5%。

（2）不良反应：二甲双胍潜在的不良反应包括恶心、腹泻、腹痛等胃肠道不适症状。对于绝大部分患者，这些不良反应随着长时期用药会逐步减轻。缓慢的药物增加剂量同样可以减轻药物的不良反应。对于肾功能不全的患者来讲，二甲双胍禁用，因为它有增加药物相关的乳酸酸中毒的风险。同样，对于高龄（年龄＞80 岁）以及肝功能不全、充血性心力衰竭、代谢性酸中毒、脱水以及酒精中毒的患者也禁用。另外，也有建议当有风险因素可能导致患者肾功能不全时，应当在对比试验或者手术前停药 48 小时，如果患者的肾功能不断恶化应停药更久。

（3）指征：二甲双胍可以单独使用，也可以和磺脲类药物、噻唑烷二酮类药物、胰岛素及肠促胰岛素类似物联合使用。

2. 噻唑烷二酮类药物

（1）争议：噻唑二酮类药物在 2007 年出版的《新英格兰医学杂志》一篇原著报道后，成了首个争议的药物，在文中由尼森等人进行的荟萃研究揭示与对照组相比，使用罗格列酮的患者心肌梗死的风险增加。（OR，1.43；95%CI 1.03～1.98；$P<0.03$）我们需要更多的试验来证实这项结论，正因此数据引起了大家的争议，并且也不能确定是否此种药物作用可推广至整类噻唑烷二酮类药物的作用。从最近停止的曾由 ACCORD 小组进行的试验报道看似乎为罗格列酮昭雪，但是目前尚无明确的数据可用。

噻唑烷类药物对患者来讲非常重要，医生不能因为争议而忽略它，在适当的患者群体中，噻唑类药物的作用可能会非常显著。

（2）作用机制：噻唑烷二酮类药物通过增加肝以及周边组织对胰岛素的敏感度而起作用。目前市场上常见的噻唑烷二酮类药物主要有罗格列酮和吡格列酮两种。噻唑烷二酮类药物是过氧化物酶体增殖激活受体（peroxisome proliferator-activated receptors，PPARs）的药物配体，它激活受体后调节基因表达并且反馈于配体结合。特别要指出的是，噻唑类药物与 PPARs-γ 核受体相互作用，而该核受体则可以转录多种基因且表达后调节糖类和脂类的代谢。研究者推测，噻唑烷二酮类药物恰是通过上述过程增加胰岛素作用的葡萄糖被肌肉组织摄取的能力。

值得注意的是，PPARs-γ 主要存在于脂肪组织、胰腺 B 细胞、血管内皮以及巨噬细胞内，也因此可以解释为什么噻唑烷二酮类药物除了降低血糖外，还有温和的降血压、抗凝、改善内皮功能以及保护胰腺 B 细胞功能的作用。

(3) 指征：噻唑烷二酮类药物降低糖化血红蛋白的作用类似于双胍类或者磺脲类药物。它可以用作单一药物治疗的备选药物，也可以和二甲双胍、磺脲类以及胰岛素一起联合使用。

(4) 不良反应：尽管噻唑烷二酮类药物在治疗上被广泛认可，但是在选用此类药物治疗时必须要考虑到其各种不良反应，包括体重增加（用药剂量与用药时间依赖性的）、水肿、心力衰竭、骨密度降低以及增加骨折的风险。

3. 促分泌物质（磺脲类/格列奈类）

(1) 磺脲类：此类药物包括了格列吡嗪、格列本脲、格列美脲等。

作用机制：磺脲类药物作用于胰腺 B 细胞从而增加胰岛素的分泌，它们作用于 B 细胞的磺脲类受体，关闭 B 细胞上 ATP 依赖性的钾离子通道，此时细胞膜去极化，钙离子进入细胞，导致胰岛素释放。磺脲类药物的治疗可以降低糖化血红蛋白 1%～2%。

不良反应：由于增加了胰岛素的释放，磺脲类药物可能导致低血糖的发生。另外，由于这些药物能被肝和肾清除，因此肝纤维化和肝功能不全的患者慎用这类药物。在这类药物中不同的药物有不同的不良反应。例如，格列本脲比其他的磺脲类药物更容易导致肥胖，格列本脲也更容易产生低血糖，使得格列美脲或者格列吡嗪成为老年患者更好的选择，因为年老者使用磺脲类药物发生低血糖的风险更大，一些其他种类的分泌素对于老年人来说会更安全、更可取。

结论：这些药物可以单一治疗也可以同大多数口服药和胰岛素联合治疗。

(2) 格列奈类

作用机制：同磺脲类相似，格列奈类也能够增加胰腺 B 细胞分泌胰岛素。这些格列奈类药物作用时间更短，就餐时服用能够增加胰岛素分泌减少餐后高血糖的发生。由于反应时间短，可减少餐后发生高血糖的风险。服用这些药物确实可能导致低血糖的发生。两种格列奈类，瑞格列奈和那格列奈，后者作用更强。

不良反应：瑞格列奈和那格列奈均通过肝转化，通过肾排泄。对肾功能不全患者要慎用，对严重肝功能不全患者需要调整剂量。值得注意的，瑞格列奈很少通过肾排泄，肝功能不全患者使用瑞格列奈更加安全。

结论：格列奈类有利于早期糖尿病患者，对那些 HgA1c<7.2% 和餐后高血糖需要控制的患者，格列奈类的作用更值得关注。同胰岛素增敏剂相比，格列奈类更利于减少与饮食有关的血糖波动。

4. α-葡萄糖苷酶抑制药

(1) 作用机制：葡萄糖苷酶抑制药包括阿卡波糖和米格列醇，通过减少胃肠道对糖类的吸收从而降低血糖。具体的是，他们能够竞争性抑制小肠内的酶，而这些酶负责分解双糖和更加复杂的糖类，减少糖类的吸收从而减轻餐后血糖升高。α-葡萄糖苷酶抑制药能将 HgA1c 减少 0.55%～1%。

(2) 不良反应：不良反应包括腹部不适、胀气和腹泻。减少这些药物剂量能够减轻这些不良反应。

(3) 总结：这些药物获准作为单一疗法或与磺脲类药物联合使用。这些药物在控制血糖方面作用不是很大，只是作为一种辅助治疗手段。

5. 胰淀素类似物（普兰林肽）

（1）作用机制：胰淀素是胰腺 B 细胞产生的激素，通过抑制胰高血糖素释放，减慢胃排空从而调节血糖水平，并且有可能降低食欲。普兰林肽是一种胰淀素类似物，研究显示，当普兰林肽作为糖尿病患者的一种辅助治疗时，普兰林肽能够减少餐后血糖偏移，改善体重，同单独使用胰岛素相比，普兰林肽更能够减少 HgA1c 的产生。使用普兰林肽的患者餐时胰岛素使用剂量要减少 50% 以预防低血糖的发生。

（2）不良反应：普兰林肽不能用于胃轻瘫或者那些对低血糖不敏感的患者。

6. 肠促胰岛素类似物（艾塞那肽）

（1）作用机制：这种新型药物包括艾塞那肽，模仿人类肠促胰岛素激素 GLP-1 的作用。GLP-1 或者肠促胰岛素的分泌是针对食物摄入而通过多种机制工作，包括增强葡萄糖刺激的胰岛素释放，抑制餐后胰高血糖素的释放，减慢营养的吸收并且造成饱腹感。艾塞那肽是肠促胰岛素类似物中第一个成为商用的药物，已被证明用于二甲双胍和（或）磺脲类药物对血糖的目标未能控制好的患者。

（2）结论：艾塞那肽支持同磺脲类、二甲双胍、磺脲类和二甲双胍联合，或者噻唑烷二酮同/不同二甲双胍联合。艾塞那肽每日 2 次皮下注射，使用这种药物可以导致体重减轻并减少食欲。因此，一些患者将受益于额外的体重下降，这可能是一种好的选择。

（3）不良反应：不良反应包括肠胃不适、恶心、呕吐、腹泻、头晕、头痛和情绪紧张不安，减少剂量能减少这些不良反应。最近研究认为，服用艾塞那肽可能增加胰腺炎患者的发病率。这种危险虽然在试验中还没被验证，但是服用艾塞那肽后患者会有不同程度的腹痛表现。

7. 二肽基肽酶 4 抑制药（DPP4-Ⅰ） DPP4-Ⅰ减慢肠促胰岛素激素的灭活，GLP-1 在循环中的半衰期是 1 分钟。DPP4-Ⅰ抑制二肽基肽酶 4，二肽基肽酶 4 负责调节荷尔蒙激素并增加其水平含量。肠促胰岛素激素的机制上面已描述过，上述反应的结果是，DPP4-Ⅰ帮助餐后血糖目标的控制，减少空腹血糖值。

西格列汀，每日服用 1 片。已经证实，西格列汀单一治疗的疗效同二甲双胍、噻唑烷二酮、磺脲类联合治疗的疗效相同。这种药物不良反应比较少，据报道，其不良反应类似于安慰剂组。

超过 52 周的实验表明，西格列汀成为合理代替磺脲类的一种治疗选择，当然不是所有的研究均支持这种结果。

西格列汀用于那些需要增加帮助达到血糖目标控制的患者，西格列汀的作用没有艾塞那肽的作用那么明显，但是西格列汀对那些不愿注射用药的患者是一种很好的选择，这种药物针对糖尿病的病理生理学使患者能通过多种途径获益。

8. 胰岛素治疗 2 型糖尿病 我们现在对 2 型糖尿病的理解归功于 UKPDS 和其他的研究，这些研究认为，大多数糖尿病患者接受胰岛素治疗最终的结果是 B 细胞缺失。这种现象可以在使用人体分泌素最终在使用胰岛素治疗的患者身上体现出来，如使用格列本脲、氯磺丙脲和胰岛素替代物如二甲双胍。一些新的替代物可以逆转或者减慢这种现象，但这些数据仍只是对鼠胰岛研究的初步结果，而鼠胰岛不一定是研究人胰岛的好模型。不同于 1 型糖尿病使用胰岛素治疗是其标准治疗方法，对于 2 型糖尿病使用胰岛素仍然有许多问题。

现在最常见的 5 种办法：睡前使用 NPH 胰岛素；睡前使用长效胰岛素，甘精胰岛素或地特胰岛素；预混合的胰岛素类似物，诺和锐 70/30、优必乐 75/25 或者 50/50；餐前速效胰岛素，不给予基础胰岛素；基础胰岛素推注治疗。

另外，口服制剂常和上述疗法相结合。而且同一患者在胰岛 B 细胞丢失的不同阶段也需要不同的治疗方案。

上述每种治疗方案都各有优缺点。

（1）睡前给予 NPH 低精蛋白胰岛素治疗：人类低精蛋白胰岛素的起效峰值在 5 小时左右，作用时间可以达到 12 小时，作用时间和速效胰岛素以外的其他胰岛素一样，随着剂量的增加作用时间也会延长。常规起始剂量一般为 10U，然后根据需要缓慢加量至既能避免发生低血糖又能使空腹血糖维持在正常范围内的剂量。睡前给予低精蛋白胰岛素，主要是为了获得良好的空腹血糖。夜间给予低精蛋白胰岛素，对白天的餐后血糖只有微弱的影响。由此可见，口服促胰岛素分泌剂是有必要的。而口服促胰岛素分泌剂只有在患者体内还有内源性胰岛素产生时才有效。睡前给予 NPH 低精蛋白胰岛素也有两大不足之处：一是由于在多数剂量下 NPH 的起效峰值都在 5 小时左右，因此增加了夜间低血糖发生的危险性。二是由于 NPH 是混悬液而不是溶液，因此与基础制剂相比，NPH 具有更大的变异，而这种变异可能会因为在抽取胰岛素前没有充分混匀而被放大。NPH 胰岛素的优点是与新型基础胰岛素制剂相比价格低廉。

（2）睡前给予基础胰岛素制剂：目前有两种可用的基础制剂：甘精胰岛素和地特胰岛素，可以在睡前给药来控制空腹血糖。它们不同于 NPH，与 NPH 相比，它们的峰值较小且作用时间较长，作用的持续时间也呈剂量依赖性。研究表明，用基础胰岛素制剂治疗发生严重低血糖的患者远远少于用 NPH 治疗，虽然有少数报道称其提高了发生低血糖的绝对发生率。这种效应可能是因为它们没有一个明显的作用峰值，不能引起明显的血糖降低。因此血糖降低的幅度不会很大，而且很少引起儿茶酚胺的波动及其后续的肾上腺素样综合征，即使与 NPH 治疗组相比最终血糖浓度相同。与 NPH 胰岛素相比，基础胰岛素制剂在白天的基础水平更高，因此具有较长的作用时间，这既是它们的优点也是缺点。对于胰岛 B 细胞大量丢失的患者来说，他们白天的胰岛素基础水平较低，因此基础胰岛素制剂较长的作用时间对这些患者来说有益，这是一大优点。对于 2 型糖尿病患者，他们会持续体重增加，白天基础胰岛素水平的增高对他们来说则有害。此外，基础胰岛素制剂不能够在餐前提供较高的浓度，因此使用促胰岛素分泌剂和机体仍有足够的残存的胰岛素分泌能力对于维持血糖正常是必需的。在高剂量时，部分可能会出现餐前胰岛素高峰，但是这时会因为基础胰岛素剂量过大而增加体重、餐前低血糖或者两者均发生的危险。

（3）预混胰岛素制剂：包括 70/30（诺和），75/25（礼来）和 50/50（礼来）。

预混胰岛素类似物制剂是速效胰岛素类似物和鱼精蛋白的混合制剂，可以形成 3 种不同比例的制剂：70%的鱼精蛋白结合的胰岛素类似物和 30%的游离胰岛素类似物；75%的鱼精蛋白和 25%的游离胰岛素类似物；50%的鱼精蛋白和 50%游离胰岛素类似物。预混胰岛素类似物制剂中的游离胰岛素类似物能够在餐时发挥作用，而鱼精蛋白结合的胰岛素类似物则是在餐后的长时间段里发挥作用。以上类似物预混制剂和常规胰岛素与 NPH 相似，但也有不同之处。它们一般是在早餐和晚餐前给药，有些研究中还在午饭前加用 1 次。预混制剂的优点是早餐及晚餐餐前有短效胰岛素而其他时间有长效制剂提供基础胰岛素量。应用此类似物不仅有助于避免餐时血糖升高时需要胰岛素分泌抵消的问题，而且有助于减少患者每天给药注射的次数。主要的缺点相似，但与夜间 NPH 相比更为严重。胰岛素类似物服用过早，如晚餐时服用，其提供足够胰岛素以控制夜间空腹血糖的可能性降低。夜间低血糖也是以胰岛素类似物药代学为基础的一种危险因素。另一更危险的因素是午餐前低血糖，是因为早餐时应用胰岛素类似物需要在给药 5 小时后给予糖类饮食。对于不能保证规律使用胰岛素类似物的患者，可以适当应用预混悬液。

（4）餐时速效胰岛素治疗：许多关于 2 型糖尿病患者胰岛素分泌的研究表明，餐时胰岛素分泌不足发生在基础胰岛素分泌不足之前。因此胰岛素替代治疗应该始于餐时胰岛素，而后补充基础胰岛素的假设是合理的。此治疗方法低血糖的风险降低是因为应用胰岛素的同时给予饮食，不过此种治疗方法的成功依赖于足够的内源性基础胰岛素分泌。因此，此治疗方法非常适合饮食不规律的患者。若认为血糖波动在糖尿病并发症发生发展中是重要因素，那么此治疗方法有避免餐后高血糖的优点。值得注意的是，大部分胰岛素治疗方法均应用二甲双胍以控制空腹血糖。

（5）全程基础注射治疗：此治疗方法的优点是接近人体生理胰岛素分泌模式。其需要两种胰岛素分泌形式：一种是基础胰岛素分泌，另一种是餐时胰岛素分泌。如果胰岛素基础用量接近生理分泌量（事实往往并非如此），低血糖的风险明显降低并且接近于应用餐前速效胰岛素治疗方法发生低血糖的风险。最后，胰岛素泵治疗并未广泛应用于 2 型糖尿病的治疗，但有良好的应用前景。控制血糖的效果与联合应用基础注射治疗相关。

（6）如何选择：如何选择以上 5 种治疗方法取决于患者和医生对药物的优先考虑。如果主要关注减少注射次数，那么可以优先考虑应用夜间 NPH、长效甘精胰岛素，以及预混的胰岛素类似物。如果为了避免低血糖的发生，或者为了控制餐后血糖，那么适合应用餐时或者联合基础注射治疗。任何治疗方法成功的关键在于选择正确的胰岛素用量。以上的治疗建议仅仅是起始点，必须给予个体化治疗。2 型糖尿病患者胰岛素平均用量为 0.4~1.0U/kg，其中半量为基础用量，半量为餐时用量。餐时量分 3 次餐时给药。合适的基础剂量可以在不进食的情况下维持血糖稳定，需要调节夜间及白天的胰岛素用量。若仅调节胰岛素用量以获得正常的空腹血糖而不考虑夜间血糖通常导致基础用量比预期量要高，其与体重增加与低血糖有关。通过观察空腹及餐后 1~2 小时血糖升高情况可以调节速效胰岛素用量。

十一、结论

2 型糖尿病的发病率快速增长，每年该病在美国的经济负担超过 13 亿美元。更重要的是早期诊断和有效治疗可以明显降低相关并发症的发生率并改善患者的生活质量。

第六节　1.5 型或 3 型糖尿病

糖尿病是由胰岛素分泌不足和（或）胰岛素抵抗所致空腹和餐后高血糖为特征的代谢紊乱疾病。

一、病因

儿童和成年人糖尿病的病因学分类主要有两种类型：1 型糖尿病，胰岛素依赖或有酮症酸中毒倾向；2 型糖尿病，非胰岛素依赖或无酮症酸中毒倾向。

（1）1型糖尿病（T1DM）：T1DM是由胰腺B细胞的自身免疫破坏所致。该病通常发生于有遗传倾向的患者，在暴露于特定的环境因素刺激以后，患者产生B细胞的自身免疫破坏，此过程导致抗原及该抗原刺激产生的抗体的释放，这些抗体包括胰岛细胞抗体（islet-cell antibodies，ICA）、谷氨酸脱羧酶（GAD）、胰岛素自身抗体（IAA）、酪氨酸磷酸酶抗体（IA-2 pr ICA512）。随着自身免疫过程的发展，B细胞逐渐减少，最终导致胰岛素分泌不足。

（2）2型糖尿病（T2DM）：T2DM的诊断取决于高血糖的临床诊断标准及以下情况中的一项或多项出现：高危人群、父母至少一方患有T2DM、肥胖，黑棘皮症作为胰岛素抵抗的指征。若出现胰岛B细胞自身免疫标志物IAS、GAD、IAA，可排除T2DM的诊断。

（3）抗体型2型糖尿病：直到19世纪70年代晚期，当时有报道称应用口服降糖药物治疗的成年2型糖尿病患者体内出现胰岛细胞抗体，抗体型2型糖尿病的分类才得以明确。此外，抗体的出现预示着此型T2DM需要胰岛素治疗。

同样值得注意的是，患有黑棘皮症和2型糖尿病的肥胖儿童患者可有胰腺抗体，其是1型糖尿病的标志物。在过去的30年，糖尿病在年轻患者表现为一组以高血糖、肥胖和自身免疫为特征的综合征。在儿童人群糖尿病是发展最快的慢性代谢紊乱疾病，区分1型和2型糖尿病已越来越困难。1型和2型糖尿病的概念一元化仍然有争议，不过此两型糖尿病在种族、遗传、自身免疫和临床表现方面的相似表现已逐渐清晰。

二、种族相似点

非裔美国抗体阴性的2型糖尿病患者可出现酮症酸中毒。酮症是糖毒性的结果且最终可被清除，这些患者不需要胰岛素治疗。西班牙裔青年和成年人中患有2型糖尿病且抗体阴性者患酮症酸中毒的发生率与非裔美国患者相似。患有高血糖、肥胖和黑棘皮症的非裔美国患者和西班牙裔患者更易发生糖尿病酮症酸中毒，但原因不明。从理论上讲，此情况可能是因为胰岛素分泌相对不足。

三、自身免疫因素

T2DM缺乏自身免疫性标志物可引申出成年人潜在的自身免疫性糖尿病（LADA）。Zimmer将LADA描述为糖尿病患者的重要组成部分。典型患者的GAD抗体为阳性，他们并不表现出酮症酸中毒和体重下降，C肽浓度比GAD抗体是阴性的患者低。在不同的研究中，LADA的年龄标准变化较大。Zimmer描述的LADA患者年龄至少35岁。在瑞典，LADA不是以T1DM为临床分类的，而是以T2DM分类，或者其他类型，或者以ICA，GADA为阳性，或者IA-2为阳性分类，LADA患者发作早在15岁就开始了，他们能够以口服药物治疗维持正常血糖很多年，不过他们比抗体阴性的2型糖尿病患者更快成为胰岛素依赖患者。

对T2DM儿童和青少年的研究发现，有些儿童可能也存在自身免疫性标志物。T2DM糖尿病抗体标志物比T1DM要低得多；然而有30%以上的T2DM患者GAD抗体为阳性，35%的患者IAA抗体为阳性，8%的患者ICA抗体为阳性。当前的共识是自身免疫性标志物的缺乏并不是儿童和青少年T2DM诊断的前提条件。抗体阳性的非胰岛素依赖的青少年糖尿病可能是早期发作的LADA存在的一种形式，一些2型糖尿病患者，特别是那些胰岛素依赖型患者确实是T1DM肥胖患者。

Libman研究了130名被诊断为糖尿病的非洲籍美国儿童和青少年，他们在诊断的同时也使用胰岛素治疗，发作年龄、性别和诊断年限方面与相同数量的白种人儿童和青少年进行对比。结果发现

ICA抗体阳性的黑种人儿童有1/4是肥胖的，或者有黑棘皮病。在白种人儿童中ICA抗体阴性和抗体阳性的儿童比较，与任何肥胖或者黑棘皮病没有差别。研究者得出结论，他们的发病与自身免疫状态无关，经常显示出T2DM的特征，暗示儿童糖尿病可能构成了T1DM和T2DM重叠相关联的发病机制谱。

四、遗传因素交叉

已经报道1型和2型糖尿病之间通过HLA-2风险单体型基因联系。在695个芬兰家庭中，其中有一个以上家庭成员患有T2DM，发现14%患有T1DM，单体型基因有一个显著的重叠，并独立于GAD抗体基因存在。数据显示T1DM和T2DM之间遗传相互作用是通过HLA基因位点介导的。对患有LADA和成人型T1DM（MODY）成年人患者的研究发现，这两组患者在肥胖、血脂分析或高血压频率方面没有发现任何差异。HLA高风险单体型基因频率在LADA和成人型T1DM之间也未显示出差异。于是研究者得出结论，LADA是一种T1DM缓慢进展的形式。

1型糖尿病经典模型为非肥胖型糖尿病（nonobese diabetic，NOD）小鼠。NOD小鼠的很多差异调节基因和T2DM更密切相关，胜过T1DM。基因表达的改变与胰岛素抵抗、血管病变和内质网应激有关系。

有趣的报道还显示，T1和T2DM基因的家庭聚集现象，最近的研究表明，选择性易感基因的变异可能是T1DM和T2DM的发病机制。

五、临床方面

已经有人报道，某些儿童和青少年糖尿病患者被错误分类。这些患者显示出T1DM的分类特征，包括抗体的存在和酮症酸中毒，不过他们也表现出T2DM的主要特征，像黑棘皮病、肥胖和T2DM阳性家族史。正确诊断对于T2DM问题准确评估和恰当的治疗非常重要，这些患者需要在DM发作的时候全程胰岛素替代治疗来稳定他们的血糖水平，而不是最后完全依赖胰岛素。

六、治疗链接

临床T2DM型而抗体阳性的患者可能不可避免地需要胰岛素治疗。在抗体阳性的群体中，使用胰岛素治疗的可能性增加。UKPDS研究显示，GAD抗体存在预示着84%的患者在6年内需要胰岛素治疗，ICA抗体存在预示着94%的患者需要胰岛素治疗。如果两种抗体为阴性，只有14%的患者在6年内需要胰岛素治疗。这项研究也显示，GADA单独，或者GADA和ICA两者的阳性预测价值，他们需要胰岛素治疗的百分比分别是52%和68%。

临床T2DM型而自身免疫标志物阳性的患者其管理策略通常是依赖口服药物治疗和长效胰岛素，如甘精胰岛素或地特胰岛素。胰岛素治疗可能阻止了B细胞的衰退进程而保护内源性胰岛素的分泌。

不过非胰岛素依赖的患者应避免采用胰岛素治疗，因为它能增加额外体重而增加糖尿病并发症，如动脉粥样硬化、缺血性心脏病和高血压。

七、叠加或者加速衰竭假说的意义

Welkin提出了加速衰竭假说，即T1DM和T2DM之间假设叠加。因为T1DM和T2DM在临床和病因上的区别正在变得越来越模糊，B细胞的缺乏是其共同特征，Welkin鉴别了通过凋亡、胰岛素抵抗和自身免疫性加速B细胞丢失的3个过程。这些加速器如果没有体重超标这个中心趋势就不会导致糖尿病。第一个因素本质是引起 B 细胞凋亡发生，第二个加速因素是由于体重增加和缺乏运动导致的胰岛素抵抗，第三个加速因素是发展为糖尿病所必需的，但是单独不足以引起糖尿病。第二个加速因素触发了第一个加速器的效应，总体导致了发达国家里 T1DM 和 T2DM 的发生。

这个假说推测对于 T1DM 和 T2DM，体重是一个主要的危险因子，把 T1DM 和 T2DM 看作同一代谢紊乱，只通过 B 细胞的丢失率和加速这一丢失因素的作用加以区别，即只通过速度区别类型。T1DM 和 T2DM 两种类型都会因身体脂肪和体型的改变而发病频率同时有所上升。Welkin 更进一步假设，如果上升的发病率和更早的糖尿病报道可通过所有年龄段的人群体重越来越高来解释，那么对于 T1DM 和 T2DM 在人口统计学中的改变，体重增加将是一个非常重要的因素。

这个假设被检验并被证实，早有报道称增加的体重和 T1DM 早期发病有联系。对正在接受干预的年龄在 1~16 岁的急性发作型 T1DM，49 个男孩和 45 个女孩根据出生时体重、体重变化、诊断时体重、诊断时体重指数（BMI）和 12 个月之后的 BMI 分析肥胖和诊断时年龄之间的关系，结果发现，在诊断时 BMI 标准差评分、体重标准差评分以及体重改变和 12 个月之后的 BMI 标准差评分均与诊断时年龄成反比。

八、临床意义

T1DM 和 T2DM 之间的病因和临床区别已经变得越来越模糊。同时，儿童肥胖已成为流行趋势，从 1990—2000 年，在发作的 T1DM 中超重者增加了 3 倍，而且肥胖与总人口的增加平行。这些因素应该鼓励我们每一个人担负起所有儿童肥胖和不良生活习惯的干预责任，同时医生必须有能力诊断 DM 并开始恰当地治疗，不要受分类的影响，而应该根据年轻患者的生化特征和临床效果方面考虑。

参考文献

[1] 夏维波,李玉秀,朱惠娟. 协和内分泌疾病诊疗常规[M]. 北京:中国协和医科大学出版社,2021.

[2] 肖新华. 内分泌代谢疾病病例精解[M]. 北京:科学技术文献出版社,2020.

[3] 王宏伟. 临床内科与内分泌疾病诊疗[M]. 北京:科学技术文献出版社,2019.

[4] 薛洪喜. 实用妇科内分泌临床诊疗[M]. 北京:科学技术文献出版社,2019.

[5] 孙建国. 临床内分泌诊疗技术[M]. 北京:科学技术文献出版社,2019.

[6] 王丽. 新编内分泌与代谢性疾病诊治[M]. 北京:科学技术文献出版社,2018.

[7] 柳河. 内分泌疾病临床诊断与治疗[M]. 北京:中国纺织出版社,2018.

[8] 孙绪敏. 实用内分泌系统疾病治疗学[M]. 上海:上海交通大学出版社,2018.

[9] 倪青. 内分泌代谢病中医诊疗手册[M]. 北京:科学技术文献出版社,2017.

[10] 徐毅君,逄文泉,董帅. 实用内分泌疾病护理实践[M]. 北京:科学技术文献出版社,2017.

[11] 曲建梅. 内分泌和代谢系统疾病防与治[M]. 北京:中国中医药出版社,2017.

[12] 蒋健,张一鸣,董一善. 内分泌疾病的检验诊断与临床[M]. 上海:上海交通大学出版社,2016.

[13] 邢小平. 内分泌科[M]. 北京:中国医药科技出版社,2014.

[14] 陈家伦. 临床内分泌学[M]. 上海:上海科学技术出版社,2011.

[15] 葛建国. 内分泌及代谢病用药指导[M]. 北京:人民军医出版社,2015.

[16] 魏庆芳,王洁. 内分泌疾病速查[M]. 北京:人民军医出版社,2009.

[17] 王秀问,王永刚. 肿瘤内分泌学[M]. 上海:第二军医大学出版社,2009.

[18] 倪青,王祥生. 内分泌代谢病中医循证治疗学[M]. 北京:科学技术文献出版社,2016.

[19] 刘伟. 多囊卵巢综合征和内分泌不孕不育[M]. 上海:上海科学技术出版社,2016.

[20] 张锦. 内分泌系统与疾病[M]. 上海:上海科学技术出版社,2008.

[21] 于晓. 现代内分泌疾病学[M]. 北京:科学技术文献出版社,2013.

[22] 杨践. 内分泌病理学[M]. 北京:人民军医出版社,2002.

[23] 刘芳. 糖尿病诊断与治疗[M]. 上海:上海科学技术文献出版社,2020.

[24] 尹涛. 糖尿病[M]. 北京:中国医药科技出版社,2016.

[25] 黄勤. 糖尿病[M]. 上海:第二军医大学出版社,2016.

[26] 倪青,赵晓建. 糖尿病精准诊疗宝典[M]. 北京:中国科学技术出版社,2019.

[27] 曲伸,李虹. 糖尿病并发症诊断与治疗[M]. 上海:上海科学技术文献出版社,2020.

[28] 高彦彬. 中国糖尿病医方精选[M]. 北京:中国中医药出版社,2018.

[29] 周业庭,邹华章. 糖尿病预防与自我健康管理[M]. 北京:中国科学技术出版社,2019.

[30] 赵玲,宋薇. 糖尿病肾脏疾病中西医诊治[M]. 北京:中国中医药出版社,,2019.

[31] 汪年松. 糖尿病肾病[M]. 上海:上海交通大学出版社,2016.

[32] 葛惠玲. 糖尿病预防与调养[M]. 北京:中国中医药出版社,2016.

[33] 白姣姣,孙皎. 老年糖尿病甲病处理技术[M]. 上海:上海科学技术出版社,2018.

[34] 窦攀,徐庆. 妊娠合并糖尿病的营养治疗[M]. 北京:科学技术文献出版社,2018.

[35] 吕晓红. 糖尿病[M]. 北京:中国医药科技出版社,2014.